虚胖

健脾 祛湿 补气

翟煦——主编

科学技术文献出版社
SCIENTIFIC AND TECHNICAL DOCUMENTATION PRESS

·北京·

图书在版编目（CIP）数据

虚胖 / 翟煦主编 . — 北京 : 科学技术文献出版社 , 2020.9（2023.5 重印）
ISBN 978-7-5189-7089-6

Ⅰ . ①虚… Ⅱ . ①翟… Ⅲ . ①养生（中医）②减肥—中医疗法 Ⅳ . ① R212

中国版本图书馆 CIP 数据核字 (2020) 第 164415 号

虚胖

策划编辑：王黛君　责任编辑：王黛君　宋嘉婧　责任校对：王瑞瑞　责任出版：张志平

出 版 者	科学技术文献出版社
地 　 址	北京市复兴路 15 号　邮编 100038
编 务 部	（010）58882938，58882087（传真）
发 行 部	（010）58882868，58882870（传真）
邮 购 部	（010）58882873
官方网址	www.stdp.com.cn
发 行 者	科学技术文献出版社发行　全国各地新华书店经销
印 刷 者	嘉业印刷（天津）有限公司
版 　 次	2020 年 9 月第 1 版　2023 年 5 月第 4 次印刷
开 　 本	700×1000　1/16
字 　 数	150 千
印 　 张	14.5
书 　 号	ISBN 978-7-5189-7089-6
定 　 价	49.90 元

目　录
CONTENTS

第 一 章

真胖与虚胖，一定要分清楚

第 二 章

要减肥先补虚

第 三 章

告别虚胖有绝招，
明星都在悄悄用的方法

第 四 章
一年四季保持好身材的诀窍

第 五 章

不用大阵仗，
随时随地都能做的小妙招

第 一 章

真胖与虚胖，
一定要分清楚

减重贵在方法，重在坚持。

分清自己的肥胖属于哪一种类型，

才能采取合理适用的方式，

才能既保证健康，又保证身材。

虚 胖

　　俗话说"一胖毁所有"，人一旦胖起来，就会五官变形、气质全无，给人一种没精神的印象，甚至还会危害身体健康。不管是为了形象，还是为了健康，估计很少有胖子是不想减肥的。但是减肥的确不是一件容易的事，所以在开始减肥之前，我们有必要先了解，自己到底属于哪种类型的肥胖。湿胖、虚胖、实胖还是毒胖？只有分清了，我们才能少走弯路、少交智商税，才能快速有效地减肥。

1

湿胖、虚胖、实胖还是毒胖？
分清才能有效减重

2016 年英国医学杂志《柳叶刀》发表的《关于全球成年人体重调查的报告》显示，中国肥胖人数已超过美国，成为全球胖子最多的国家。

当然，肥胖的评定并非视觉上的美丑，医学上将肥胖定义为一定程度的明显超重与脂肪层过厚，是体内脂肪，尤其是甘油三酯积聚过多而导致的一种状态。它不是指单纯的体重增加，而是指体内脂肪组织积蓄过剩的状态——由于食物摄入过多或机体代谢的改变而导致体内脂肪积聚过多，造成体重过度增长并引起人体病理、生理改变或潜伏隐患。

对于肥胖的判定，一般有两种方式：

（1）肥胖度。

肥胖度 =（实际体重 - 标准体重）÷ 标准体重 ×100%。

根据判定标准，肥胖度小于 –10%，称之为偏瘦；肥胖度小于 –20% 以上，称之为消瘦；肥胖度在 –10% ~ +10% 之内，称之为正常适中；肥胖度超过 10%，称之为超重；肥胖度为 20% ~ 30%，称之为轻度肥胖；肥胖度为 30% ~ 50%，称之为中度肥胖；肥胖度超过 50% 以上，称之为重度肥胖。

（2）体质指数（BMI）。

体质指数（kg/m^2）＝体重（kg）/ 身高的平方（m^2）。

以体质指数对肥胖程度的分析，国际上通常用世界卫生组织制定的体质指数界限值，即体质指数在 25.0 ~ 29.9 为超重，大于等于 30 为肥胖。

国际生命科学学会中国办事处设立了由多学科专家组成的"中国肥胖问题工作组"，对我国 21 个省市、地区 24 万人的体质指数、腰围、血压、血糖、血脂等相关数据进行汇总分析，并据此提出了中国人的体质指数标准：体质指数＜ 18.5，为轻体重；18.5 ≤体质指数＜ 24，为健康体重；24 ≤体质指数＜ 28，为超重；28 ≤体质指数，为肥胖。另外，男性腰围≥ 85 厘米、女性腰围≥ 80 厘米为腹部脂肪蓄积的界限。

肥胖已经是困扰我们多年的问题，它不仅让我们穿不下喜欢的衣服，让我们因为"身体羞耻"而变得不自信，还会严重威胁到我们的健康。如何安全有效地减重，几乎是每个人每天都在思考的问题。

在讨论如何减重之前，我想和大家先聊一聊肥胖的问题。你知道自己肥胖的原因吗？

实际上，根据原因的不同，中医认为肥胖可分为四种类型——湿胖、虚胖、实胖、毒胖。

湿胖：由于脾虚不能运化湿气，导致体内湿气大，湿气运化、代谢得慢，营养代谢消耗得慢，从而出现的肥胖。

虚胖：可分为脾虚湿阻和脾肾阳虚两种类型。前者是指脾胃虚，内湿或痰湿，运化、代谢较慢，不能及时运化食物，营养代谢消耗得慢而造成的肥胖；后者是湿气聚集在躯体不能疏散而导致的肥胖。

实胖：单纯性肥胖问题，只是因为饮食不节制而造成的肥胖。

毒胖：由于大肠的传导功能失常，排便不通畅、不彻底或者排便困难，致使身体内垃圾毒素过多从而导致的肥胖。

湿胖者常有身体重着感，四肢乏力，长期过量食用肥肉和甜食，过度饮酒，导致神疲乏力，嗜睡，便溏，舌苔厚、白、滑、腻等。

虚胖者中脾虚湿阻的即是湿胖者，身体表现如上。脾肾阳虚者，除了身体肥胖，还有脸部浮肿、神疲乏力、嗜睡、四肢冰冷、怕冷、下肢浮肿、夜尿频繁、舌苔淡胖等问题。

实胖者看上去比较壮实，肌肉丰满结实，面色红润。

毒胖者常常感到头晕头胀、食欲旺盛，或者是经常口渴，喜喝冷饮，腹部总感觉胀胀的，还有便秘问题等。

并非所有人都适合通过节食来减重，每种肥胖类型都有它适用的减重方法。只有分清了自己的肥胖属于哪一种类型，方能有效减重。

对付实胖，主要就是控制饮食，在荤素搭配合理的基础上，少食多餐，减重效果就会显现。

对付湿胖、虚胖和毒胖，我们可以从两方面下手，一方面是健脾；另一方面是祛湿。中医保健专家普遍认为，结合食疗和穴位经络按摩的方法比较有效。

减重贵在方法，重在坚持。分清自己的肥胖属于哪一种类型，才能采取合理适用的方式，才能既保证健康，又保证身材。

2

什么样的人群容易"虚"？

清代医家程杏轩在其《医述》中曾提到："独怪世之病痢者，十有九虚，而医之治痢者，百无一补。"其实不只是"病痢者"，身体肥胖的人亦是十胖九虚。

如今，很多人都有的"过劳肥"，即越累越胖、越忙越肥，就是虚胖。而虚胖的主要根源问题就是"虚"。到底什么样的人群容易"虚"呢？

◎ 久坐一族

2015 年，法国时尚杂志《嘉人》根据一家美国招聘网站的调查结果，列举了八个最容易让人发胖的职业。令人意外的是，最容易让人发胖的职业并非与美食有关的行业，而是需要人们久坐不动的职业，也就是所谓的"久坐一族"。

顾名思义，久坐一族就是长时间坐着工作的人群，包括学生、大部分白领、司机等，他们一周至少要坐着学习或工作 5 天，每天至少要坐 8 小时。

久坐不动的人因为缺乏运动，气血运行速度会减慢，导致气血更新不及时，气的推动作用减弱。除此之外，肌肉也会变得松弛无力，这些都是削弱脾气的主要原因。脾虚找上门来，过劳肥、虚胖也就成了不速之客。

◎ 生活不规律的人群

生活不规律主要是指饮食不规律和作息不规律。

古人的饮食智慧博大精深。唐朝药王孙思邈在《千金要方》中提倡"饮食以时"，意思就是饮食必须要定时按时，人们的身体才能获得维持生命的营养要素。然而作为现代人的我们，很多人都有饮食不规律的坏习惯。该吃饭的时候不吃，饿到下一顿又开始狼吞虎咽，没有节制地一直吃，直到自己吃撑。还有很多人喜欢吃生冷食物，尤其在夏天，对各种冰激凌、冰镇饮料毫无节制，大大损伤了脾阳。

饮食不规律的人，通常作息也不规律，他们大多常常熬夜。长期不规律的作息和饮食会引起脾虚、肾虚、气血亏虚。如果你常常生活不规律，且有少气懒言、自汗乏力、面色苍白或萎黄、心悸失眠等表现，这些都是身体在向你发出信号，提醒你该注意生活习惯了。

◎ "三高"人群

其实，中医的气血两虚和西医的"三高"并没有直接联系。只不过"三高"人群往往代谢水平低，体质差，平时又不注意运动锻炼，所以常常会伴有气血两虚的症状。

很多人想当然地认为"三高"人群吃中药的补药会越补越高，但事实并非如此，很多"三高"都是由虚症引起的。在中医看来，"三高"其实是肝、脾胃、肠腑三焦气化代谢无力从而导致身体衰弱的综合性症状。

◎ 经常节食减肥的女性

减肥是常年困扰大多数女性的问题。在尝试了喝茶减肥、减肥药等各种减肥方法之后，她们又回归到最朴素的减肥方法——节食减肥。然而很多人常常因为管不住自己的嘴而失败，恢复饮食或者暴饮暴食之后，又带着愧疚之心继续节食。如此循环往复的后果就是营养不足和基础代谢率下降，新陈代谢紊乱，内分泌失调，体内的元气流失，最终变成了气虚体质。

◎ 经常有坏情绪的人群

明代医家汪绮石有一部专门论治虚劳的著作《理虚元鉴》。在这部著作中，汪绮石着重提到了情志因素对虚症病因的影响："或郁怒

伤肝而肝弱不复调和，或忧愁伤肺而肺弱不复肃清，或思虑伤脾而
脾弱不复健运……"

　　七情即是虚症的致病因素之一，不同的坏情绪导致不同的脏腑
受到虚损。经常有坏情绪的人，体内脏腑受到虚损，气血运行也会
受到影响，身体各种问题也会随之而来。如果你常常深陷坏情绪不
能自拔，请在虚症尚未形成之前，对自己进行适当的心理调节以防
止虚症发生。

　　远离虚症，避免湿气缠身，从拒绝做以上五种人开始。只有身
体不虚，我们才能拥有强大的免疫力，才能抵抗外界环境的千变
万化。

3

虚胖不是真的胖，
也许是"甲减"惹的祸

如果你平时吃得很少却还是虚胖，如果你在发胖的同时还总觉得疲劳、没精神，建议你先去排除一下"甲减"。

作为"甲减"的对立面，可能"甲亢"更为人所熟知。"甲亢"，即甲状腺功能亢进症，是由于甲状腺合成释放过多的甲状腺激素，造成机体代谢亢进和交感神经兴奋，引起心悸、出汗、进食和便次增多、体重减少的病症。"甲亢"患者通常吃很多却还是很瘦，经常出汗、脾气急躁。"甲减"，即甲状腺功能减退症，是由于甲状腺激素合成及分泌减少，或其生理效应不足所致机体代谢降低的一种疾病。"甲减"患者往往吃很少却很胖，浑身乏力、浮肿、情绪低落。

为什么"甲减"患者吃得很少却还发胖？甲状腺是身体的活力腺，承担着生长发育、新陈代谢等生理功能。当它的功能降低时，人体新陈代谢就会减慢，脂肪消耗不掉，水的代谢也受影响，人就会产生浮肿和虚胖。"甲减"多发于 40 岁以后的中年群体，其症状与中年人身体自然变化、亚健康、慢性疾病的表现非常接近，所以经常被忽视或者误诊。

早在公元前 3 世纪，《庄子》中就有了关于"瘿（甲状腺肿）"的记述。古代中医文献对"甲减"病因没有专门的论述。在现代中医看来，很多甲状腺疾患，包括"甲减"，都属于"瘿"的范畴。

现代生活中，除了先天性缺乏导致甲状腺激素的合成出现障碍外，"甲减"与精神因素和饮食习惯也有很大关系。精神上，长期生活在高压状态下的人，通常精神高度紧张，导致肝气不舒，肝郁脾虚，肾阴亏损，津液运化不利，凝聚成痰。饮食上，吃太多的高蛋白、高脂肪食物，饮食不节，就会造成脾失健运，水湿不化，聚而成痰。这两种情况最后都会演变成水液泛滥，造成了"甲减"患者的浮肿和虚胖。因此，"甲减"的病因病机主要是不良的精神因素和饮食习惯引起的虚。

由"甲减"引起虚胖的人，饮食上要注意低油、低脂，吃易于消化的食物，避免辛辣刺激性食物。肥胖患者还应该注意控制饮食的量，多吃蔬菜等富含膳食纤维的食物，如芹菜、菠菜等。对于蛋黄、鸡肉、鱼肉、牛奶和海鲜类食物，适当吃些可以，但切忌多吃。这样不仅可以有效减重，还有助于控制"甲减"，防止病情进一步加重。精神上，要注意保持轻松愉悦的心情，学会疏解坏情绪。

如果你有虚胖，并伴有浮肿、乏力、畏寒等症状，可以先去医院做个检查，看看虚胖的罪魁祸首是不是"甲减"。一旦确诊是"甲减"，就要及时补充甲状腺素，虚胖的问题也自然迎刃而解。

4

吃错食物，虚胖上身

"民以食为天"，吃对食物可以养人，而吃错了食物，不只水肿、虚胖全上身，甚至会损伤我们的身体。我们每天都离不开吃，不良的饮食习惯会慢慢损害身体。很多人的虚胖都是吃出来的，吃的多少不是关键，关键是你平时都吃了什么。

如果你是喝凉水都会胖的虚胖体质，不要盲目地节食，不妨先检视一下自己常吃的食物，是否在以下食物黑名单里。

◎ 生冷食物

常常见到身边的朋友为了减肥，天天吃各种沙拉。很多人认为，沙拉的主角就是各种膳食纤维和维生素丰富的蔬菜、水果，只要不加热量高的沙拉酱，坚持吃下去就能瘦下来，而且还能让身体变得更加健康。殊不知，沙拉是生冷食物，吃多了不仅不会减肥，反而会增肥。

中医有"胃喜暖而恶寒"的说法，意思是说胃喜欢热性温暖的食物，不喜欢寒性冰凉的食物。长期食用生冷的食物会对胃造成伤害，时间久了就容易发展成慢性胃炎。脾胃的消化功能变弱，食物不能及时被转化成身体所需的能量，而变成脂肪堆积在体内，尤其会集中留在腹部，大肚子、小肚腩就是这样形成的。

另外，常吃生冷食物、喝冷饮会直接损伤脾阳，脾阳受损则湿邪更易入侵，体内的水湿也会无力运化，因此一直堆积在体内，形成水肿和虚胖。夏天，胖人普遍怕热，于是更爱吹空调、喝冷饮，虽然一时降低了体温，却加重了脾阳受损，造成人体内的湿气越堆积越多，形成了恶性循环。

◎ 辛辣刺激油腻的食物

很多人明明知道辛辣刺激油腻的食物坏处多多，却还是管不住自己的嘴，三天两头地吃火锅、烧烤、串串、炸鸡……吃着吃着就胖了。时间不是一把杀猪刀，爱吃辛辣刺激油腻食物的饮食习惯才是。

辛辣刺激油腻的食物不仅不利于肠胃消化，给脾胃造成负担，损害肠胃健康，还会损伤脾阳，痰湿不能运化，使得体内的湿气越来越多。

◎ 重盐食物

咸是中国人偏爱的味道，尤其经历过饥荒的一代人，因为物质匮乏，生活贫苦，常吃省菜下饭的重盐食物，如黄豆酱、豆腐乳、腊肉、咸菜等，一点儿咸菜就能吃下两个大馒头或者一大碗米饭。至今，许多老人仍有"不吃盐浑身没劲"的错误观点。

食盐是人体内钠的重要来源之一。盐吃多了，人体内的钠就会超标，而钠会将水分留在体内。新陈代谢正常的人吃了重盐食物会发生暂时性的水肿，而有水肿虚胖体质的人，水肿现象就会越来越严重，尽管没有吃很多食物，看起来却是越来越胖。

除此以外，常吃重盐食物还会引发骨质疏松、感冒、胃炎，严重的甚至会发展成胃癌，还会加重糖尿病的病情，诱发支气管哮喘，增加患高血压的概率等。

◎ 高糖食物

减肥人士大多都对糖敬而远之，但偶尔还是忍不住偷偷喝一杯甜度爆表的奶茶、尝一块丝滑甜蜜的小蛋糕、咬一口香甜浓郁的巧克力……中医讲"五行对五色，五色入五味，五味入五脏"，"五味"是指酸、甜、苦、辣、咸，甜味可以补脾。一般情况下，女性爱吃甜食，中医认为，女性嗜甜者，多为脾虚。

甜食生痰、生湿，过多地摄入甜食会损伤脾阳，造成脾湿，脾为痰湿所困，水湿不容易被运化，在身体里堆积，就成了我们所说的虚胖。另外，吃太多的高糖食物还会引起脾气偏胜，克伐肾脏。肾主骨藏精，其华在发，因此，吃太多的高糖食物会导致头发失去光泽以及掉发。

◎ 酒类、各种饮料

长期喝酒的人大多虚胖，那是由于长期饮酒会引起脾胃虚弱，导致运化水湿不利，湿气在体内不断堆积所致。此外，因为长期饮酒造成脾胃虚弱的人，还常伴有胃胀、胃痛、嗳气等症状。

饮料，尤其是碳酸饮料，往往含有大量的糖分，属于高糖食物。各种饮料喝多了，到了晚上脾胃也不得休息，长期下来会拖累脾胃，造成脾胃虚弱，运化不健，食积不化，造成虚胖体质。

以上五种食物，虽然我们可能做不到绝对不吃，但是自己要懂得控制，尽量少吃。你的胖可能真的是自己吃出来的，千万不要为了满足一时的口腹之欲，伤了脾胃，让自己成了虚胖体质。

5

虚胖带给身体怎样的危害

　　虚胖是人体亚健康状态的一种表现。现在很多人的肥胖都是虚胖，虚胖不仅影响人们的身材观感，更严重影响了人们的身体健康。虚胖可以导致高血脂、冠心病、脂肪肝等慢性病。因此，想要好看的身材和健康的体质，就要去除身体的虚胖。去除虚胖的第一步，应当从认识虚胖开始。

　　根据虚胖不同的成因和特质，中医上可以将虚胖分为六种类型，每种类型的虚胖都会给身体带来不同的危害。

◎ 气虚型虚胖，让你无精打采

　　《黄帝内经》中的《灵枢·经脉》记载了"人始生，先成精"，《素问·阴阳应象大论》记载了"精化为气"。精是脏腑功能活动的物质基础，气是由精化生而来的极细微物质，能推动和调控脏腑的生理活动。而一身之气的生成，是脾、肾、肺等脏腑综合协调作用的结果。

人体之气共有三种来源：先天之精所化之气、水谷之精所化之气和肺吸入的自然界清气。它们经由脾胃、肺、肾等脏腑生理功能的综合作用而生成，分布于全身，无处不到，是维持人体运行和各种生理活动的基本保障。

一个人的气充足，就不会手脚冰凉，会感到胃脘和小腹温热，面色红润、身材匀称，没有疼痛不适之处；相反，气虚之人说话气短，少言懒语，平日无精打采，舌头肥大，舌边缘有齿痕，食欲差，常常感到疲倦，面色发白，感到头晕、乏力，流汗较多，排便不畅，容易感冒等。

身体内气的运动叫作气机。气虚之人气机不充分，消化能力弱，进食之后，该吸收的营养物质没吸收，该排泄的废物没排泄，该气化的物质没气化掉。结果，这些没有被气化掉的物质就被转化成了脂肪堆积起来，形成气虚型虚胖。

女性气虚的原因可以归结为以下七种：

（1）先天气虚。例如，母亲怀孕时营养不良、妊娠反应强烈而持久不能进食，或者本身是早产、喂养不当，或者父母有一方是气虚体质等原因导致的气虚。

（2）妊娠完成之后气血大伤，或者久病、大病后元气大伤，没有完全恢复导致的气虚。

（3）精神上过度劳累、长期过度用脑、劳伤心思引发的气虚。

（4）身体过度劳累导致的气虚，这点在重体力劳动者或职业运动员身上体现得较为明显。

（5）长期节食减肥的女性，因未能给机体提供充足的营养补给而造成的气虚。

（6）喜欢吃冰冷寒凉的食物或者甜食，同时缺乏运动引发的气虚。

（7）七情郁结，不能保持轻松愉悦的心情，经常不开心导致的气虚。

对于气虚型虚胖人士，饮食上应当注意常吃性平偏温的、具有补益作用的食物，如大枣、地瓜、山药、芡实、香菇、鸡肉、牛羊肉、蜂蜜、糯米、小米、黄豆等；起居要注意作息规律，不熬夜；运动方面，适当做些有氧运动不仅有利于改善气虚体质，还可以消耗掉体内多余的脂肪，增强自身心肺功能。

◎ 血虚型虚胖，让你昏昏沉沉

中医有句名言："气为血之帅，血为气之母。"一方面，人摄入食物，将水谷精微转化成营气和津液，再转化成血液，这些变化都离不开气化作用；另一方面，血之所以能在脉中循行而不会溢出脉外，就是依赖气对血的固摄作用。反过来说，血是气生长的土壤，活力强、易逸脱的气需要依附于血和津液。

中医认为，血有营养和滋润的生理功能，是机体精神活动的主要物质基础。一个人体内的血充足，其皮肤会白里透红，头发乌黑浓密且柔顺，手脚不凉，运动后精力充沛、浑身轻松。

血虚是人体内血液失常的一种表现，是指血液生成不足或血的濡养功能减退的一种病理状态。血虚之人往往面色无华萎黄，皮肤干燥，头发干枯发黄、掉发，牙龈萎缩，运动时经常感到胸闷、气短、疲劳，运动过后难以恢复。

因为体内血液不足，机体内的循环系统发生紊乱，不仅无法把营养输送到各个脏腑和组织，还无法及时排出身体内多余的废物，使得机体新陈代谢功能发生异常，身体基本功能下降。未输送到位的营养和未及时排出的废物堆积在体内，最终导致血虚型虚胖。血虚型虚胖者的特点是食欲正常但小腹饱满突出，手脚细但身体胖。

女人 30 岁以后，因为各种生命活动大量消耗气血，极容易出现血虚的症状。要想改善血虚型虚胖体质，首先要从补血开始。很多红色的食物都有补血的功效，如红糖、红枣等，是实实在在的中医药食两用补益气血的药膳食材。常喝红糖水、喝红枣汤、吃蒸红枣都能起到很好的补血养血作用。需要注意的是，红枣不宜生吃，因为它不易消化，容易引起腹胀。非红色的食物中也有很多具有补血功能的，如南瓜就被清代名医陈修园称为"补血之妙品"。南瓜含有维生素 B_{12} 的重要成分钴，它可以帮助血液中的红细胞正常运作；南瓜还含有丰富的铁和锌，这些都是补血养血的重要营养元素。

此外，被称为"妇科第一方"的四物汤，是经典的补血养血药方，早在唐代就已经被广泛使用了。

四物汤

配方：熟地黄 12 克，当归 10 克，白芍 12 克，川芎 8 克。

用法：每服 9 克，加水 220 毫升，煎至 150 毫升，空腹时热服。

具体服用时，中医师会根据不同人的不同体质，对配方中的药品进行增减。

◎ 阴虚型虚胖，让你烦躁难耐

"阴"在这里指代身体内"好"的液体，如津液、精液、血液等。阴液的润滑作用可以保证我们关节灵活，使得脏腑器官等即使相互挤压也相安无事，并且能维持机体正常的新陈代谢。

阴虚，即精血虚，阴液不足。中医典籍《虚损启微》中提到："阴虚者多热，以水不济火，而阴虚生热也。"阴虚生热，所以阴虚之人常常会头昏、头胀、头痛，腰痛酸软，五心烦热；脉细数，脉微弦，舌苔薄，舌质红。

古人常将瘦人与阴虚联系在一起，因为阴主收敛贮藏，也就是吸收。阴虚的人不能很好地吸收营养物质，吸收不好则容易身体消瘦。其实，阴虚的人也有可能会虚胖，最典型的是肾阴虚。阴主收敛贮藏，不仅是指吸收食物中的营养物质，还包括把身体多余的水和代谢废物吸收进入肾，以小便的形式排出体外。如果肾阴虚，就表示肾吸收身体多余水分和代谢废物的能力弱，因此身体多余水分和代谢废物就不能被及时排出，它们在身体内不断地堆积，就形成了阴虚型虚胖。肝肾阴虚也会导致虚胖，因为肝肾阴虚容易引起脾虚，从而使机体内水液运化失衡，引起虚胖。

《虚损启微》中还有"欲滋其阴，惟宜甘凉醇静之物，大忌辛温"的说法，即阴虚型患者平时一定要注意饮食清淡，不吃麻辣刺激、口味较重的食物，多吃蔬菜、水果等。

◎ 阳虚型虚胖，就像生活在北极

《黄帝内经》中的《素问·生气通天论》说："阳气者，若天与日，失其所，则折寿而不彰。"古人把人的机体和阳气比作天空与太阳，如果天空中没有太阳，那么大地都是黑暗的，万物也不能生长，所以天地要保持正常运行，必须要有太阳。机体中的阳气若是失去调和，有所损伤，人体便失去了物质代谢和生理功能的原动力，病邪就会乘虚而入。

此外，阳气还具有温养、气化推动和卫外固密的功能。人的正常生存需要阳气支持，体内阳气充足的人，身体强健，精神饱满，浑身温暖，身手敏捷，充满活力；反之，阳虚之人不爱活动，着衣较常人偏多，仍会感到手脚发凉，进食冰凉生冷的食物会感到胃部不舒服，大便稀溏，小便颜色清且量多。

机体阳气虚衰，功能减退或衰弱，新陈代谢活动减退，体温降低，身体就会堆积有保温作用的脂肪，从而引起肥胖，这就是阳虚型虚胖。阳虚型虚胖的人，往往看着很壮实，但实际上外强中干。阳虚严重的人还会怕冷怕凉，尤其在冬天，就像生活在北极一样，要穿比常人厚很多的衣服，却还是手脚发凉。

人们在夏季容易贪凉，如吃冰镇水果、喝冰镇饮料，或者整天待在温度调得很低的空调房里等，而这些往往是造成阳虚型虚胖体质的主要原因。

对于阳虚型虚胖的人，好好培育滋养体内的阳气，赶走体内的寒湿之邪，方为根本。冬病夏治的"三伏贴"，或者在三伏天针灸，刺激穴位，可以疏通经络，加强脏腑功能，调和气血的阴阳平衡，扶助阳气，祛除停滞于体内的邪气。这样做既能达到整体减肥的效果，也能起到消除局部脂肪的作用。

在古代，最好的补充阳气的方法就是艾灸。通过点燃艾叶或用艾草绒灸烤的方式，温通经络，排除体内的湿气和寒气，用不了多长时间就能达到升发阳气的效果。

◎ 痰湿型虚胖，让你像"面包"

这里的"痰湿"并非等同于现在一般概念中的"痰"和"湿"。广义的"痰"是指人体代谢物的异常积留，是病理性的产物。中医里流传着这样一句话："百病皆由痰作祟。"清代著名医家沈芊绿说过："人自出生以至于死皆有痰。"

　　"湿"分为内湿和外湿，外湿是指人体所处的环境潮湿，如淋雨、住处潮湿等，外在湿气会侵犯人体而致病；内湿是指消化系统运作失宜，水液在体内的流动失控以致水液停聚，或因饮食水分过多，或因喝酒或生冷饮料等，使体内津液停聚而形成内湿。

　　人体脏腑功能失调，会引起气血和津液运化失调，体内产生异常积留的津液，即化为痰。在外湿与内湿的综合作用下，身体内的痰和湿聚合，产生痰湿，进而引发痰湿型虚胖。

　　痰湿型虚胖的人一般都是体型圆润，肌肉松软，就像面包一样。且嗜吃生冷食物和甜食，舌体胖大，舌苔白腻，多流汗，容易感到疲倦，饭后老是犯困，感觉身体非常沉重。

　　一般情况下，人们体内产生痰湿的原因主要有四种：

　　（1）身体处于暑湿寒热的环境中，湿邪侵入人体；

　　（2）吃了太多易生痰湿的食物，如辛辣刺激食物或各种冷饮、甜品，使得体内水液过多，不得运化而生痰；

　　（3）七情郁结，脾胃肺肾功能失调，三焦气化不利，气滞则生痰；

　　（4）气血运行不畅，水谷精微不能输送到全身，导致津液停聚，复生痰湿。

　　对于痰湿型虚胖的人，其首要问题就是如何祛湿。平时可以多吃生姜、冬瓜、赤小豆、薏苡仁、荷叶和山楂等，这些食物有化湿、益肺、利尿的功效，常吃有利于化开体内的痰液，帮助气血通畅。在饮食习惯上，要注意不吃或少吃油腻、辛辣、生冷的食物，少吃甜食，戒烟戒酒。同时，适当地运动，运动出汗有利于气血顺畅。

◎ 湿热夹虚型肥胖，暴躁如斗牛

在中医里，湿热是一种致病因素，属于五邪——风、寒、湿、燥、火（热）中的两邪。湿热是湿与热同时侵犯人体或同时存在体内的病理变化，其成因可能是气候和季节因素，湿与热合并入侵人体，也可能是湿久留不除而化热。

湿热型虚胖者往往较其他类型虚胖的人结实，因为湿热型虚胖的人胃有湿热，功能亢进，大都食欲旺盛，特别能吃。他们往往面部油腻，脾气暴躁，脸上爱长痤疮、粉刺等；舌质一般偏红，舌苔黄腻，而且舌苔越黄，表示此人体内湿热越严重；大便通常干燥或过于黏滞，小便短赤。

湿热郁结在体内，脏腑经络运行受阻，同时因为胃里摄入了过多的食物，加重了脾运化的负担，脾失健运，未能把食物中的营养输送、代谢出去，便会引起肥胖，这便是湿热型虚胖。

湿热型虚胖比较难调，因为除湿热要健脾，还要消脂肪。要祛除湿热，在平时的饮食中，切记不要暴饮暴食。另外，还可以适当地多吃绿豆、冬瓜、苦瓜、莲子、薏米等食物来清热祛湿。辣椒和羊肉等热性食物则要少吃，以保持胃脘良好的消化功能。

此外，经常用拇指或中指指端来按摩手肘部的曲池穴也可以达到清热利湿的功效。每次按摩 1~3 分钟，每日 1~2 次即可。

第 二 章

要减肥先补虚

服用减肥茶、减肥药，过度节食和运动，

都是舍本逐末的做法。

要想真正祛除身体的虚胖，

就得从根源入手——要想减肥先补虚。

减肥是女人经久不衰的话题，再瘦的女人也觉得自己有减肥的空间。于是，各种网红减肥茶、减肥药层出不穷，但是很少有人只服用减肥茶或减肥药就能瘦下来的，而且各种减肥产品的品质参差不齐，有的产品会给身体造成不可逆转的损害，这是最得不偿失的。还有一部分人通过节食和运动减肥，这听起来似乎很科学，但是要想通过这种途径维持好身材，需要强大的自制力，很少有人能坚持下来。

在中医看来，以上这些都是舍本逐末的做法，要想真正祛除身体的虚胖，就得从根源入手——要减肥先补虚。

1

补虚大作战：健脾篇

绝大部分身体肥胖的人都是虚胖，而虚胖的主要根源是脾虚。因此，补虚大作战的第一步应从健脾祛湿开始。做好了健脾祛湿这一步，再臃肿的身材也能自然而然地瘦下来。

◎ 认识人的气血之源——脾胃

《黄帝内经》中的《素问·灵兰秘典论》这样形容脾胃："脾胃者，仓廪之官，五味出焉。"所谓"仓廪之官"，是指一个国家负责将粮食分配、运输至全国各个地方的机构。在人体内，脾胃亦有同样的功能，脾胃主运化，负责处理人吃进去的食物，之后再把营养物质运输到全身。

所以，中医上常讲，脾胃是人体的后天之本，养生要重视脾胃。一旦脾胃出现了问题，人体就不能正常地消化食物、和谐运转，各种毛病就会找上门来。"百病皆由脾胃衰而生也"，讲的就是这个道理。

在中医里，脾和胃分别是指脾经和胃经及其属络的器官和组织，而非现在我们常说的两个器官。中医认为，脾胃五行属土，属于中焦，同为"气血生化之源"，共同承担着化生气血的重任，是后天之本、气血之源。

运化水谷，运化水湿——脾

脾是五脏之一，性质属阴，在五行中属土。土很容易吸水，所以脾能够"运化水谷，运化水湿"，也就是说脾不仅能消化食物，还能"化湿"。在中医理论中，脾虚泛指由于脾气虚损造成的一系列身体脏器失调的多种生理现象。如果你的肠胃出现了问题，多半和脾有关。

不仅如此，人们所患的其他病症都可能与脾虚有关。脾虚意味着水湿运化失常，从而导致人体体湿痰多，影响营养物质的运输和吸收。所以，脾病可能影响到其他各脏器，脾气虚则五脏之气皆虚。

此外，不同人脾虚的症状也各有不同。有的人脾胃功能受损，影响的是水湿代谢，食物进入体内不能消化，则会出现食滞、气滞现象，最终化热为火，出现湿热、上火等问题；而有的人脾胃运化食物功能不足，则会引起气血亏虚等问题。

水谷之海——胃

胃是六腑之一，其经属阳，与脾相表里，联结密切，共同运作。胃的主要功能是受纳和腐熟水谷，即接受和容纳食物，并且对食物进行初步消化，使其变成粥一样的半液体物质，以便人体进一步消化和吸收食物中的营养。食物中的营养是人体生理活动和气血津液的来源。如同海洋是孕育地球生命的摇篮，我们常说，胃是"水谷之海"。

然而，要吸收食物中的营养，单靠胃是不行的，胃必须要和脾互相配合，才能吸收足够多的营养，将其供应至全身。

水谷之海，气血之源——脾胃

脾和胃相互分工合作，是维持人体正常活动的营养加工厂，是身体能量的加油站。胃为腑，脾为脏；胃主受纳，脾主运化；胃主降，脾主升。脾胃互为表里，使浊气下降，清气上升，保证人体正常地消化食物、吸收营养并排出废物，为各种生命活动提供能量。

作为人体生命活动的能量来源，脾胃一旦出现小问题，亚健康的种种症状就会找上门来。虽然在中医的理论系统里并没有亚健康的概念，但是"腹胀纳少、食后腹胀、大便溏薄、肢体倦怠、神疲乏力、少气懒言"等情况，与亚健康中所述的某些病症极为相似，所以中医这样解释亚健康：由于脾胃升降失司而致各脏腑功能失调，进而发生了亚健康。

只有脾胃好，身体才是真的好。想要远离亚健康，保持身体健康、和谐地运转，那就从调理好自己的脾胃开始吧！

◎ 脾胃不和，气血两亏身体差

气血津液是构成人体和维持生命活动的基本物质，脾胃是气血津液的化生之源泉。因此，没有脾胃，没有气血津液，就没有人体及生命的存在。

正因为脾胃具有无可取代的重要性，一旦脾胃不和、功能失调，营养物质的吸收就会受阻，导致人体气血不足，甚至气血两亏，进而引发各种各样的健康问题。早在金元时代，著名医家、"脾胃派"创始人李东垣在其《脾胃论》中就提到："内伤脾胃，百病由生。"

脾胃不和，是脾胃纳与化、升与降、润与燥对立统一的失调，是指气机阻滞、脾胃失健，以致脘腹痞胀或胃脘嘈杂、食少纳呆或食后腹胀、嗳气肠鸣和大便不调等症候。在现实生活中，有很多人都有脾胃不和的症状。肚子一旦受凉或吃了一些刺激性的食物，就会腹痛、腹泻、恶心、呕吐等，身体其他地方也会出现问题。

首先，脾胃不和会造成血虚。脾胃不和，会影响身体吸收食物中的营养物质，症状较轻时尚不明显，严重起来便会导致血虚。血虚严重的情况下，会影响到身体及内脏的运转，女性朋友月经来临时，会发生停经、迟来或有严重的痛经，还会因为头部供血不足而引发偏头痛，大大地影响精神状态。

其次，脾胃不和会造成气虚。脾胃失调，脾气、胃气虚弱，身体的元气就会受到影响，整个身体对营养的吸收功能就会减弱，造成消化系统紊乱，且营养失衡，身体各处缺乏营养，经常出现头晕、四肢无力、脸色暗黄等问题。如果不加以重视，不好好调养脾胃，身体迟早有被拖垮的一天。

最后，脾胃不和与神志性疾病有关。脾胃不和谐，不仅会导致患者精神萎靡，而且会引发某些神志性疾病。中医认为，脾胃虚弱是老年性痴呆的重要原因。由虚而致痰浊血瘀，痰瘀阻塞清窍，从而加速痴呆的形成。

脾胃虚弱或脾胃不和的人一定要注意调理好自己的脾胃，多吃有营养的食物，不熬夜，每天尽量保证充足的睡眠时间，多做运动，身体才会保持健康的状态。

下面为大家推荐两个健脾益气的食方，既简单易做又味道鲜美，经常食用，效果更佳。

山药枣豆糕

原料：山药 50 克，扁豆 30 克，陈皮丝 5 克，大枣肉 50 克，淀粉 150 克，白砂糖适量。

做法：先将山药、扁豆洗净放入锅内煮熟，大枣肉切丝，将淀粉加适量水和成浆，放入山药、扁豆、大枣肉拌匀，加入适量白砂糖，倒在盘中，放入锅内隔水蒸熟即成。

益气养心粥

原料：太子参 30 克，山药 30 克，莲子（莲心）30 克，粳米 200 克。

做法：将太子参、山药、莲子、粳米洗净同放入锅内，加适量水同煮至米烂粥成，温热服食。

脾胃绝不是坚持一天两天就能养好的，想要拥有健康的脾胃就
要改掉生活中的陋习，长期坚持良好的生活习惯，保持健康愉悦的
心情。养脾胃就是养命，脾胃健康，人自然就面色红润，精神充足，
身体健康。这才是最大的财富。

◎ 读懂各种脾胃症状：与脾胃相关的中医术语

脾胃的健康状况，可以通过身体的一些变化看出来。各种脾胃
症状，就是脾胃向我们发出的求救信号。我们应该了解一下与脾胃
相关的中医名词，这样既能更好地理解与脾胃相关的知识，又能时
刻了解自己脾胃的健康状态。

脾气虚

概念：

脾气虚，又称脾气不足、脾胃虚弱，即脾的运化功能失调。脾
不能按原本的功能正常运行，我们身体所需的营养物质就无法被运
输到全身各处，身体健康自然会受到威胁。

病因病机：

多因饮食失调，或劳累过度，或思虑伤神，或先天禀赋不足、
素体虚弱，或受其他脏腑病变影响，从而导致脾气耗伤、运化失常。

症状表现：

脾气不足致使水谷不化、气机不畅，多表现为食欲下降、吃得
少，但是经常腹胀；由于脾失健运，水湿不化，清浊不分，流注肠

中，所以脾气虚的人多大便溏薄、不成形。

脾气不足，食物之营养精微不能输布，气血生化不足，来自食物的营养不能充达四肢、肌肉，机体失养，所以会出现肢体倦怠、神疲乏力、气短懒言、形体消瘦等情况；而有的人因为脾气亏虚，水湿不运，泛溢于肌肤，所以即使吃得少也会出现肥胖、浮肿等症状。

另外，脾气亏也会导致血虚，血虚不能上荣，所以很多脾气虚的人面色萎黄，舌淡苔白，脉缓弱。

调理方法：

在日常生活中，脾气虚弱的朋友可以常吃"人参养荣丸"或"人参健脾丸"，以强健脾气。尤其是"人参养荣丸"，此方药对脾虚引起的诸多症状都有良好的功效，脾气虚的人可以长期服用。

"生脉饮"的益气效果也非常显著。"生脉饮"有党参方和人参方两种，如果脾气虚弱的症状很轻，可以用党参方"生脉饮"；如果症状较明显的话，则用人参方"生脉饮"。

脾阳虚

概念：

脾阳虚，又称脾虚寒证，是指脾阳虚衰，失于温运，阴寒内生。

病因病机：

脾阳虚主要是由脾气虚进一步发展而成的，吃太多生冷食物，外寒直中，或者过用苦寒食物，时间久了便会损伤脾阳。除此之外，也可能是肾阳不足、命门火衰、火不生土所致。

症状表现：

脾阳虚者体内的阳气受到破坏，身体热量达不到健康体质的水平。所以，与脾气虚相比，脾阳虚有手脚冰凉、怕冷、腹脘隐痛、喜温等寒象之证。此外，还会伴有腹胀、腹痛、大便稀溏等症状，尤其在吃了生冷食物或腹部受凉之后，更容易腹胀、腹痛，甚至腹泻清谷。

脾阳虚衰，身体消化吸收的器官功能下降，不能很好地消化和吸收食物中的营养，人体的能量就开始缺乏、不足，身体血液流通不畅，造成血虚，面色缺乏光彩或浮肿。

脾胃失调，不能将水液上乘于口舌者也会感到口中干巴巴的，没口水、没味觉，但又不觉得渴，不想喝水。水液上不能乘于口舌，下不能得到充足的运化，水湿溢于肌肤，造成肢体浮肿。

调理方法：

脾阳虚的朋友应注意少吃性寒的食物，少喝冷饮，避免空腹的时候吃寒凉食物。如果在吃了生冷食物后感到脾胃不适，应注意及时喝一些热粥或米汤来调养脾胃。

多吃一些温阳散寒或热量较高的食物也同样有效，如羊肉、鱼肉等。经常腹胀的朋友可以服用"理中丸"，能够达到温阳健脾的效果，有效缓解腹胀和腹痛。

脾不统血

概念：

脾不统血，是指脾气虚弱，不能固摄血液，血不能循经络流动而溢出脉外。多见于慢性出血的病症，如月经过多、崩漏、便血、衄血、皮下出血等。除出血外，脾不统血还会伴有一些脾气虚弱的症状。

病因病机：

脾胃为气血生化之源，脾的运化功能健旺，则气血充盈，气能发挥固摄作用，血液也就能循其常道而不致逸出脉外。所以，脾统血的作用是脾气化生血液和固摄血液功能的综合体现。如果你的脾胃本来就很虚弱，那么饮食不良、劳倦思虑、久病损耗均会加重脾气虚弱，导致运化失司，气血生化无源；气血虚亏，固摄无力，则血逸脉外而致出血。

症状表现：

月经过多、便血、贫血、功能性子宫出血等出血性疾病。

调理方法：

对于脾不统血的朋友，治疗方法应以补脾气和补气血为主。

如果你有脾不统血的症状，可以服用"人参归脾丸"，此药对月经过多有很好的疗效。另外，煎黄芪服用也有补气益血的效果，加入几颗红枣效果更佳。注意，阴虚有内热的朋友需谨慎食用黄芪，否则会加重内热。

胃阳虚

概念:

胃阳虚,是指阳气不足,胃失温煦,以胃脘冷痛、喜温喜按、畏寒肢冷等为主要表现的虚寒症候。

病因病机:

损伤胃阳的原因有很多,最常见的是饮食失调,吃了太多生冷食物。其他胃阳虚患者,有的是因为苦寒、泻下药品用量过大;有的是脾胃先天虚弱,阳气本来就不足;有的是因为长时间处于病痛中,机体流失了大量营养和能量;有的则是受其他脏腑病变的影响;等等。

症状表现:

胃脘冷痛,绵绵不已,时发时止,喜欢吃温热的食物,喜欢按压胃脘部。对于这种胃部不适,很多人饭后虽然有所缓解,但还是会出现呕吐清水,或者呕吐物中夹杂没有消化掉的食物的情况;即使吃得很少,胃脘部也会感到饱胀,满闷不舒;口干、没味觉,但是却不想喝水;另外,还有倦怠乏力、畏寒肢冷、舌淡胖嫩、脉沉迟无力等症状。

调理方法:

想要调理胃阳虚,可以多吃一些暖胃驱寒的食物,如姜、牛羊肉、南瓜、红糖和地瓜等。此外,将荔枝与洗净蒸热且去皮的红枣、粳米一同煮食,也有驱寒暖胃的作用。

胃阴虚

概念：

胃阴虚，又称胃阴不足，是指由于胃的阴液不足，由胃热、胃火炽盛或温热病耗伤胃阴所致。

病因病机：

长期有胃病未治愈，或者热病后期阴液没有恢复至正常水平，或者日常生活中摄入过多辛辣食物，或者情志不遂、忧思过度等，均能导致胃阴耗伤。

症状表现：

在胃阴不足的情况下，阴虚火旺，虚热内生，热郁于胃，胃气通降功能受阻，则胃脘隐痛而有灼热感。

胃中虚热扰动，会较快地消化食物，容易产生饥饿感，而胃阴不足，胃受纳与运化迟滞，所以即使有饥饿感也不想吃东西；胃气通降功能受阻，胃气上逆，出现干呕、呃逆的症状。胃阴亏虚，阴津上不能滋口舌，则口燥咽干；下不能润肠道，则大便干结，小便短少。此外，舌红少苔乏津、脉细数，也是胃部阴液亏少之症。

调理方法：

在日常生活中，胃阴虚的朋友可以多吃一些滋阴食物，如菠菜、平菇、银耳、苦瓜、鱼肉、豆腐、百合、绿豆等，滋阴清火的效果比较显著。需要特别注意的是，胃阴虚的朋友一定要少吃辛辣和温热性食物，辛辣食物会强烈地刺激胃黏膜，而热性食物如羊肉等，则有可能加重胃阴虚的症状。

◎ 脾志在思，忧思伤脾

《黄帝内经》中的《素问·阴阳应象大论》有"在脏为脾，……在志为思"的论述，指出了人的思维活动与脾有关。正常的思维活动是人体生理功能的一部分，但是如果思虑太过、情志异常或所思不遂等，就成了人体的一种致病因素，损伤脾气，影响脾的运化功能。

现代生活压力过大，人们容易思虑过多，就会有食欲减退、食后腹胀或头晕目眩等病症发生，这就是所谓的"思伤脾"。

现代医学研究显示，许多调理肠胃的药，对中枢神经系统也有一定的调理作用，这说明调理脾胃可以调整人的神志活动。反过来，调整人的神志活动，对人的脾胃也有一定的调理作用。

当人思虑过度、压力过大时，为了缓解压力，身体就会自动把能量集中到脑部和肌肉。这样一来，原本属于脾胃的能量和营养就会减少，脾胃运化功能就会受到影响。脾胃运化不好，不仅影响人的消化功能和食欲，还容易引起气结，导致腹部胀满，还会出现气血不足、四肢乏力的情况。在这种情况下，气郁也是有可能发生的，气郁一旦发生，随之而来的则是血瘀、痰瘀，女性朋友就会出现月经提前或是月经拖后甚至闭经的情况。

与思虑过度相反，积极乐观、轻松愉悦的情绪有助于保持脾胃升降正常，帮助气血津液代谢平衡，维持脏腑活动正常。如此，我们的身体也能保持阴阳平衡、气血畅通、神志清明的健康平和状态。

现代医学研究也显示，当人处于轻松愉悦的精神状态时，中枢神经系统会兴奋，其指挥作用就会加强，人体就能维持正常的消化吸收功能，分泌和排泄也能调和进行，同时新陈代谢也能处于旺盛的状态。

相信没有人愿意因为长久思虑，让自己变成现代版的"林妹妹"。我们无法改变压力大、节奏快的生活，但可以改变自己的生活习惯。平时要寻找让自己放松的生活小乐趣，注意给自己减压；工作要劳逸结合，不要追求完美主义，凡事不强求；工作时就认真工作，工作之外就放松自己。

◎ 久坐伤肉更伤脾

不知你是否有这样的体验，工作劳累了一天，晚上回到家，短暂休息后，拿起手机或打开游戏机，把剩余的一点体力和精力消耗完，甚至是过量消耗了精力，最后便在疲倦中入睡。第二天早上，阳光明媚，本来打算早起散个步或进行晨练，但结果却是睡不醒。

如今，很多人都没有运动或锻炼的习惯，上下班有各类交通工具代步，上班期间又需要长时间坐着面对电脑，想见的朋友开视频聊天即可见到，想吃的东西动动手指点个外卖就能出现在家门口……现代生活的智能和便利为我们节省了很多时间成本，但锻炼身体的机会却越来越少了。

《黄帝内经》中的《素问·宣明五气论》里提到："久视伤血，久卧伤气，久坐伤肉，久立伤骨，久行伤筋，是谓五劳所伤。"此段论述的是，长期保持某种姿势或状态，会耗伤五脏精气，致使五脏所藏精气不足或相合的五体功能受损。

《黄帝内经》中的《素问·痿论》提到："脾主身之肌肉。"肌肉的营养是由脾运化水谷精微而得，所以肌肉丰满与否，与脾气盛衰有着密切的关系。长时间保持坐的姿势，不仅会使肌肉变得松弛，还会造成脾虚，耗伤脾气，造成脾虚湿困，流注肢体，使人困倦无力。

"久坐伤肉"，其实质更是"久坐伤脾"。明代著名医家李梴在《医学入门》中也强调了久卧久坐"尤伤人也"。久坐伤肉更伤脾，脾气虚弱，运化失司，水湿内停，就会形成虚胖；另外，久坐、久卧不运动使气血运行缓慢，气机郁滞，运化无力，膏脂内聚，蓄积在肌肤腠理，尤其是腹部，容易出现"游泳圈"。如果你突然发现自己肚子上的肉越来越多，这就是脾虚的一种表现。

久坐、久卧不动，不仅会伤脾，还会导致血液循环慢，血黏度高，身体出现高血压的症状。而且长时间不运动，心脏没有达到正常的运动量，其功能会慢慢衰退，随着年龄的不断增长，动脉硬化也容易找上门来。

办公室久坐一族在办公之余，要记得多走动走动，到视野开阔处，放松一下眼部肌肉，呼吸新鲜空气，让大脑短暂休憩，再回到工作中，效率也会提高很多。闲暇时光，不要把时间都花在手机和睡懒觉上，到空气新鲜的地方散散步，拉伸一下身体，既能放松心情，又能保养脾胃。另外，还可以在手边备一些疏通血管、健脑益气的坚果类小零食，如核桃、杏仁等。

◎ 细嚼慢咽培养出来的好脾胃

古人深谙吃饭时细嚼慢咽的好处，明代郑瑄的著作《昨非庵日纂》有云："吃饭须细嚼慢咽，以津液送之，然后精味散于脾，华色充于肌，粗快则只为糟粕填塞肠胃耳。"

然而现代的快节奏生活逼迫着人们几乎做什么事情都要与时间赛跑，吃饭这件重要的"小事"也不例外。说起现代人吃饭的速度，虽然不像囫囵吞枣那么夸张，但在5~10分钟内解决一顿饭还是很常见的。如果你对自己的用餐时长并无多少概念，对比以下几项数据就能理解：40多年前的人每餐咀嚼900~1100次，用餐时长20~30分钟；现代人每餐咀嚼次数下降为500~600次，用餐时长5~10分钟。

咀嚼食物是人体加工消化食物的第一道工序，食物通过牙齿咬碎、研磨、唾液消化酶的分解作用，再进入胃、胰、胆、肠等器官。脾胃喜欢细碎的食物，比起粗嚼的食物，细碎的食物能大大减轻脾胃的负担，有助于脾胃进一步的消化吸收。

想拥有健康的好脾胃，规律饮食、定时定量、细嚼慢咽是脾胃保养工作的第一步。我们的进食方式对脾胃的影响非常大，吃饭时细嚼慢咽才能养出好脾胃。除了养好脾胃，细嚼慢咽还有以下诸多好处：

（1）有利于人体充分吸收食物的营养。

实验研究发现，两个人同时吃相同的食物，精细咀嚼的人会比粗嚼的人多吸收 13% 的蛋白质、12% 的脂肪和 43% 的膳食纤维。

（2）降低食物中致癌物质的毒性。

我们吃的食物中难免会含有一定的致癌物质，在用餐时充分咀嚼，唾液中的氧化酶和过氧化物酶能降低食物中亚硝酸化合物等致癌物质的毒性，减少其对细胞的攻击。

（3）有效控制进食量，达到控制体重的效果。

大脑神经接收饱腹感信号需要 20 分钟左右，20 分钟以后会有 6~8 秒的饱腹感时段，细嚼慢咽能使我们的大脑充分感受到饱腹感。相反，吃得太快，大脑可能还没收到信号，而你的胃已经吃撑了。

（4）激发大脑活力。

在细嚼慢咽的同时，大脑皮层的血液循环量也会增加，这会激发脑神经的活力，有效提高我们的大脑活力。

（5）保护牙床和牙龈，清除口腔细菌。

细嚼慢咽可以锻炼下颚力量，有利于牙床健康。而且，细嚼慢咽会促进唾液分泌，唾液中含有溶菌酶和其他抗菌因子，能清除停留在口腔内的细菌。

（6）有利于控制血糖。

充分咀嚼会刺激腮腺，促进胰岛素的分泌。每次进餐大约 30 分钟时是胰岛素分泌高峰期，它会调节体内的糖代谢，从而降低血糖，有助于糖尿病的预防和治疗。

（7）改善脸部肌肤状态。

细嚼慢咽可以促进脸部肌肉的活动，提高脸部局部血液循环水平和肌肤的局部代谢活跃度，使人看起来面色红润、气色好。

细嚼慢咽不仅是一种良好的饮食习惯，也是一种饮食文化，与西方提倡的"慢食文化"有异曲同工之妙。在慢慢咀嚼食物的同时，能够体验食物的美味，享受食物给味觉带来的满足感和幸福感。

◎ 伤脾伤胃的饭后运动

很多人都喜欢在饭后活动一下身体，尤其是爱美的女性朋友和中老年朋友。女性朋友是害怕吃进去的食物变成脂肪堆积在体内使自己变胖，所以在酒足饭饱之后就开始运动；而中老年朋友则可能喜欢吃完饭便立马出门，赶去和朋友们跳广场舞。其实，饭后立即散步或运动都是很不好的，既伤脾又伤胃。

中医认为，我们吃进去的食物就是靠脾胃消化，才使身体各处都能够汲取营养，脾胃是气血津液生化的源泉。饭后正是需要脾胃工作的时刻。刚刚吃饱饭时，脾胃开始活跃，如果立即运动或过度地活动四肢肌肉，会消耗大量气血，损伤脾胃，从而影响脾胃的运化功能，使脾胃功能相对不足，消化能力下降，引发气血不足、腹痛、腹胀、食欲不振、消化不良等症状，时间长了会造成脾胃虚弱、身体消瘦、疲乏无力等问题。

此外，饭后运动会给肠胃带来机械性的刺激，不仅无益于健康，还有诸多坏处，如容易导致胃下垂、胃功能紊乱、胃胀、胃痛等胃病。

我们有句养生俗语："饭后百步走，活到九十九。"古代医家、养生家也总结出了饭后缓行散步的养生经验。其实，这种养生经验未必适合所有人。一般脾胃功能较弱的人，吃完饭后会感觉全身倦懒，不想活动，甚至想躺下休息一会儿。如果你是这种情况，那么千万不要勉强自己运动。就算是散步，也要等到饭后 20 分钟以后再开始。如果是广场舞、慢跑等相对剧烈的运动，更要等到饭后 30 分钟以后进行。

除此之外，还要注意：首先，剧烈运动后不要说停就停。运动会导致心跳加快，如果突然停止运动，心脏无法在短时间内适应，使得大量血液淤积在心脏处，大脑极度缺血，从而出现头晕、休克等症状，严重的还可能因为大脑长时间缺血而死亡。其次，剧烈运动后不要马上进餐。运动时，神经系统中管理肌肉活动的中枢处于高度兴奋的状态，会大大抑制消化系统的活性，各个消化腺分泌物会大大减少。如果剧烈运动后立马吃东西，会增加消化系统的负担，引发消化系统紊乱、消化不良等情况。

另外，对于患有冠心病的老年朋友，饭后马上投入运动，不仅会伤脾胃，还容易产生头昏、眩晕等症状。因此，这类朋友要尤其注意在饭后以静坐和休息为主，给食物以最佳的消化条件。

请大家一定注意理智健身，否则会适得其反，非但无法达到健身的效果，还会伤及脾胃等内脏。如果饭后想进行缓行运动，至少要休息 20 分钟以后再运动，这样才不会对脾胃造成伤害，而且最好不要进行太剧烈的运动，否则会影响消化系统的功能。

◎ 不注意防寒保暖，会导致胃部衰弱

一到冬天，很多女性朋友喜欢抱个热水袋或贴个暖宝宝在腹部，否则胃脘部就会感到不适。这是明显的脾胃虚寒，在女性朋友中较为常见。所以，注意防寒保暖很重要，尤其对于女性朋友，否则会导致胃部衰弱。

俗话说："十个胃病九个寒。"冬天天气寒冷，冷空气容易侵袭我们的胃，所以冬天一定要给胃部营造一个温暖舒适的环境，这样才能养出一个平和、健康的胃。胃是非常敏感且怕寒冷的器官，一旦不注意防寒保暖，肠胃的功能就会受到损害，引起胃部不适。

首先，低温会扰乱胃部的正常蠕动规律。冷空气侵袭人体，会引起植物交感神经紊乱，扰乱胃部的正常蠕动，使其变得紊乱，容易引发胃胀、胃痛、嗳气等症状，长时间下去会引起慢性胃炎等胃部疾病。

其次，胃部受寒，胃黏膜防护屏障将会受到损害。胃部遇到冷空气，胃黏膜血管会收缩，胃黏膜就会既缺血又缺氧，营养供应也会减少，胃黏膜的活性降低，防护性减弱，最终导致慢性胃炎、胃溃疡等胃部疾病的发生。

最后，胃动力不足。天气寒冷的时候，为了保温，身体会分配

更多的血液到四肢和体表。如果不注意防寒保暖，分配到胃部的血液量就会大大减少，导致胃动力不足或胃功能下降，极易出现脾胃虚寒的症状。

在寒冷的冬天，一定要注意防寒保暖，不要因为贪图一时美丽，穿露脐装、超短裙等既不防寒又不保暖的衣物。可以用热水袋或暖宝宝热敷胃脘部，同时配合适当的体育锻炼也是很有必要的。适度的锻炼既能促进胃部血液循环，改善胃部的血液供应情况，又能提高身体免疫力。

胃寒跟饮食不当也有很大的关系。饮食不节、爱喝冷饮、爱吃偏寒的食物，这些习惯都会导致胃寒，甚至引起胃痛、腹泻等。为防止胃部受凉，饮食上也要注意防寒保暖，多吃温阳暖胃的食物，如山药、莲子、板栗、牛羊肉等，或者吃一些补益脾胃的中草药，如人参、黄芪、甘草等。

最后给大家推荐一个十全大补的药膳——当归羊肉汤。在《金匮要略》中，此药膳也作为药方，尤其适合女性朋友用米进补。羊肉能御风寒、补身体，对一般脾胃虚寒症状有治疗和补益的效果；当归味甘性温，能补血行血，可通经活络、暖胃健脾。当归羊肉汤的具体做法如下。

当归羊肉汤

原料：羊肉 500 克，当归 10 克。

做法：1. 将羊肉切小块，在水中浸泡 30 分钟后，去除血水；

2. 锅中倒水，大火烧开，放入羊肉焯水，去除血沫，羊肉块变色即可取出，无须熟透；

3. 当归洗净切片，与羊肉块一同放入电炖锅中，加入少量食盐、生抽调味，再加适量生姜去腥味，选择煲汤功能，炖煮 2 小时，待开锅后即可食用。

◎ 美丽心情带来和谐脾胃

很多人都知道饮食与脾胃的健康关系重大，却常常忽略了情绪对脾胃的影响。人之当食，须去烦恼。吃饭的时候，不要老去想让自己烦心的事情，要保持轻松愉悦的心情，这样既能快乐地享受美味的食物，又能促进消化，有助于养护好脾胃。

为什么有人一紧张焦虑就会胃疼、腹泻？为什么经常生气的人容易口臭？为什么有人在难过的时候会吃不下饭？为什么有人压力一大就需要健胃消食片来帮助消化……

这些问题都证明了情绪与脾胃之间的关系。金元时代的李东垣在他的《脾胃论》中这样论述脾胃与情绪的关系："夫饮食失节，寒温不适，脾胃乃伤。此因喜怒忧恐，损耗元气，资助心火。火与元气不两立，火胜则乘其土位，此所以病也。"

现代临床医学也认为胃肠道是最能体现情绪的器官，患有消化系统疾病的人，70%都有情绪方面的问题。因为愤怒或紧张情绪会促进人体分泌大量的胃液，胃酸过多会破坏胃黏膜。人处在恐惧、悲伤、抑郁或焦虑情绪中时，胃部的血流量会明显减少，从而抑制胃酸分泌，胃酸分泌过少，就会造成消化不良。

当今社会竞争日趋激烈，人际关系复杂，人们始终生活在高压状态下，坏情绪不能及时疏泄，容易导致肝气郁结，肝木克脾土，时间一长就会导致脾虚。思虑过度会气血不通畅，忧思过度会伤脾，脾胃升降失职，气机不利，人就会表现出精神不振、情绪易激动、腹胀便溏、纳差等症状。

要养脾胃，先养心情。保持愉悦的情绪是脾胃养生的重要前提。日常生活中，我们最好不要一直沉浸在自己的小世界里，外出走走，呼吸新鲜的空气，沐浴温暖的阳光，多多与别人交流，多参加有益于身心的活动，保持开朗的心情，适度地运动，这些都有助于舒发肝气、舒缓脾气，进而养出和谐脾胃，提高我们的消化吸收能力，促进身心和谐。

但是，如果真的遇到无法自行调整的状况，或者脾胃不适症状显著，应及时到正规医院向医生求助。在接受药物等治疗的同时，积极调整情绪、缓解压力，以保证脾胃在轻松愉悦的环境下快乐地工作。

2

补虚大作战：气血篇

我们的身体健康与否和气血盛衰密不可分。人类的自然生长规律是从生到死，气血由盛转衰。我们无法改变生命的自然规律，但是我们可以通过保养使气血不至于衰退得太快。为了身体的健康，虚胖的朋友更应如此。

◎ 虚胖，是气虚了

近年来，很多学者对运用中医药治疗肥胖病进行了大量的研究，他们大都认为多数肥胖病的基本病机在于气虚。由于气虚，身体运化失职，痰湿内生，脂肪、浊气、痰湿等堆积在体内，气血耗伤，最后便形成虚胖。

中医认为"肥人多气虚"，古人也说"其人肥白，多属气虚"。如果你看起来白白胖胖，但并不壮实，肉质松软，气短懒言，容易感到疲倦乏力，还经常头晕健忘、嗜睡，那么你的虚胖十有八九是因为气虚了。

　　一个气血调和的人，在进食之后，该吸收的营养吸收了，该排泄的废物也能及时排泄，身体看起来不胖不瘦。气虚的人大多阳气偏虚，体内的气不充足，运化不利，脂肪和代谢垃圾、水湿痰液等不能及时、完全地排出体外，脂肪和代谢垃圾越积越多，肥胖就产生了。而且，这类人往往更容易患上动脉硬化、卒中、冠心病等疾病。

　　想要摆脱气虚导致的虚胖体质，则需要从起居、运动、饮食等三个方面进行调理。

　　（1）起居调理。

　　起居方面，应注意早睡早起，不要熬夜。在日常生活中，要注意劳逸结合，不要让自己过于劳累，避免体内正气受到损伤。

　　（2）运动调理。

　　最好选择比较柔和的传统健身项目，如八段锦或者瑜伽、普拉提等，并且要避免剧烈运动。还可以采用提肛法避免脏器下垂，提肛法的具体做法是：全身放松，注意力集中在会阴肛门部，首先吸气收腹，收缩并提升肛门，停顿2~3秒，再缓慢放松呼气，如此反复10~15次。

　　（3）饮食调理。

　　首先，吃什么很重要。最好选用性平偏温、健脾益气的食物，如大米、小米、木耳、南瓜、冬瓜、胡萝卜、山药、大枣、香菇、莲子、黄豆、豆腐、白萝卜、鸡肉、白扁豆、鸡蛋、鹌鹑（蛋）、牛肉等。尽量少吃或不吃耗气的食物，如槟榔、生萝卜等。不宜多食生冷苦寒、辛辣燥热的食物。

其次，适当调整饮食结构，不宜过度节食。过度节食，身体所需的营养和能量得不到足够的供给，时间一长，身体就会受到伤害，甚至引起身体功能失调，如机体早衰、女性朋友月经不调等。想要让自己瘦下来，可以适当节食，调整自己的饮食结构，少吃淀粉类、脂肪类的食物，多吃果蔬以及蛋白质含量较高的食物。

◎ 甜食吃不停，小心痰湿瘀滞让你越来越胖

不知道你是否发现，所谓的网红美食大都是甜食——甜到齁的马卡龙、冒着气泡的肥宅快乐水、甜到爆的各种奶茶饮品、各种口味的甜甜圈、甜度超标的冰激凌……很多人，尤其是爱吃甜食的女性朋友，都"被种了草"，甜食吃不停，身体变得越来越肥胖。一边想减肥，一边却戒不了甜食。

从现代科学的角度看，人类对甜食的爱是与生俱来的。早在原始时代，人类获取食物困难，所以钟爱高热量食物，直到物质丰腴的今天，我们依然保留着对高热量食物的热爱。之所以对甜食上瘾，是因为甜食会促进大脑分泌多巴胺，带给我们一种"被治愈"的愉悦感，仿佛一口甜食可以抵消所有的不开心。于是，人们对甜食的渴望和欲望进一步加深，最后慢慢"成瘾"。我们都知道甜食的热量和含糖量很高，消耗不掉的话，多余的葡萄糖就会被储存为脂肪，

身体变得肥胖起来。

从中医的角度来看，爱吃甜食的女性朋友多有脾虚的情况。甜食摄入过多，消化系统无法及时地进行消化，甜食生痰，甘生湿，湿浊不断在体内积聚，化为脂肪，久而久之，便形成了肥胖。

"拜拜甜甜圈、珍珠奶茶方便面"——这首风靡大街小巷的歌曲唱出了女性朋友的心声，低糖甚至零糖饮食在健康与美丽中的重要性显而易见。可是，很少有人能够真正地跟甜食说"拜拜"。

事实上，不能彻底跟甜食"拜拜"不只是意志力的问题，可能是脾虚不想让你戒掉甜食。说起来，脾虚和嗜甜是一对循环体，脾虚的人想吃甜食，而吃过多的甜食会加重脾虚。与其直接全面戒糖，不如从调理脾虚开始。

规律饮食，多吃补脾益气的食物

脾虚最好的调理办法就是健康无不良反应的食疗。饮食要有规律，切勿暴饮暴食，进食或吃饭要按时进行。多吃清淡有营养的食物，配合食用一些补脾益气、开胃消食的食品，如薏米、粳米、熟藕、栗子、山药、扁豆、莲子。还有一些含蛋白质比较高的肉类，如牛肉、鸡肉、兔肉、鱼肉，都有助于减轻脾虚症状。

在此，推荐给大家一个食疗养生粥——赤小豆粳米粥。赤小豆味苦、辛，性温，归肺、脾经，有理气健脾、燥湿化痰的功能。

赤小豆粳米粥

原料： 赤小豆 50 克，粳米 50 克。

做法： 1. 先用温水浸泡赤小豆 2~3 小时，加水约 500 毫升；

2. 锅内加水，先放入赤小豆，待赤小豆快要煮烂的时候，加入粳米共煮，煮成稀粥。一天早晚食用两次，效果更佳。

按摩穴位

平时可以多按摩下列穴位，或者经常用手按摩腹部，可以调理肠胃，缓解脾虚。

（1）足三里。

功效：调理脾胃功能，促食欲，助消化。

位置：在小腿外侧，犊鼻穴下三寸，犊鼻穴与解溪穴连线上。

（2）中脘穴。

功效：和胃、行气、止痛，改善消化不良，缓解腹部闷胀感。

位置：胸骨下端和肚脐连接线的中点。

（3）丰隆穴。

功效：健脾化湿，促进代谢。

位置：小腿前外侧，外踝尖上八寸，条口穴外一寸，距胫骨前缘二横指（中指）。

多做运动

脾虚则运化功能停滞，容易出现肥胖，肥胖还会增加患上其他疾病的风险。这个时候更应该多做运动，促进排汗以及新陈代谢，可以补精气，改善脾脏运化水平。

◎ 胸部下垂气色差，补足气血，才能挺"胸"做女人

《黄帝内经》中的《素问·上古天真论》这样说女子："二七，而天癸至，任脉通，太冲脉盛，月事以时下……"这句话的意思是说，女性到了 14 岁，体内的生机开始发动，月经到来，任冲两脉通盛。

作为"阴脉之海"，任脉沿腹部的正中线而行，其气上布于膻中。膻中正好位于两乳头连线的中点。作为"十二经脉之海"，冲脉沿着任脉的两侧往上走，其循行路线和十二正经中的肾经差不多，向上散布于胸中。任冲两脉有一个共同的特点，就是同起于子宫，并且都经过乳房。任冲两脉共同作用，向上掌管着乳房的生长、发育及衰萎，向下促使月经按时来潮。所以，只要这两脉气血足，乳房就会丰满、挺拔，反之就会平坦、下垂。

产后的妈妈乳房容易下垂，很多妈妈认为是哺乳引起的，因而拒绝哺乳。其实中医理论认为，乳房下垂是由产后气血不足引起的。

只要女性朋友能根据自己的身体情况，补足气血，使气血一直保持在充足的状态下，胸部下垂还是可以改善的。

首先，就是好好吃饭，养好脾胃，不要随便跟风节食减肥。清

代的林佩琴在《类证治裁》中指出："乳汁为气血所化，而源出于胃，实水谷之精华。"乳汁是由气血生化而成的，气血是由脾胃化生的，而脾胃生化气血又需要营养和能量，这些营养和能量就来自我们吃进去的食物。

其次，注意平常的坐姿，最好不要跷二郎腿，不要经常弯着腰坐，因为在这样的姿势下胸部无法得到充分的舒展，气血容易瘀滞。如果有条件，平时可以做一做引体向上和俯卧撑，时间不用太长，每次15分钟就好。做俯卧撑时要注意胸部挺起、腹肌收紧，这样可能会很累，但是效果很好。

神奇的10分钟经络丰胸法

此方法来自邱胜美老师。在按摩之前，先在双手涂上按摩精油或按摩霜，并均匀抹开。

（1）先按摩手臂内侧。

手臂内侧有三条阴经——肺经、心包经、心经，常常按摩，不仅可以疏通经络，还可以紧致皮肤、瘦手臂。

按摩手法：四指并拢托住手臂外侧，虎口打开，大拇指指腹施力往下压，指力劲道深入5~6厘米之后，指腹力量稍微往外旋一下，停留7~8秒后指力再慢慢放松。

功效：疏通上半身经络气血。

（2）滑压膻中穴。

定位：在胸部前正中线上，平第四肋间，两乳头连线之中点。

按摩手法：手握拳，用弯曲的手指关节处上下滑压膻中穴200次。

功效：有效激活雌性激素，减少压力。

（3）手按乳房。

按摩手法：手握拳，用四指关节从乳房上部开始，由肋骨末端向胸骨横向刮按，一层层往下，注意避开乳头，左手按右乳房，右手按左乳房。

功效：疏通经络，促进血液循环。

（4）手捏乳房。

按摩手法：乳房有硬块的地方，手指头先往下沉再捏，捏到底停留4~5秒，然后慢慢松开。

功效：疏通乳腺管。

（5）按揉背部膀胱经。

按摩手法：主要按揉内外膀胱经两条经络，按摩10分钟左右。

功效：加强脏腑功能，调节精神情志，改善机体状态。

（6）按摩天宗穴。

定位：在肩胛区，肩胛区中点与肩胛骨下角连线上 1/3 与下 2/3 交点凹陷中。

按摩手法：指压天宗穴，把力量按进去，但注意力度不要太大。也可以在天宗穴刮痧。

功效：生发阳气，通乳丰胸。

（7）指压委中穴。

定位：位于膝后区，腘横纹的中点。

按摩手法：指压，也可以轻轻拍打。

功效：疏通经络，丰胸。

注意：女性朋友月经期间不要按躯干部穴位和部位。如果配合刮痧，效果更佳。

所谓"有诸内，必形诸外"，美丽不仅给人感观上的愉悦，还是身体健康的体现。所以，从现在开始，学会保养身体，既可获得健康，又可获得美丽，何乐而不为！

◎ 肤色暗沉、过早衰老的原因，竟然是过度节食

很多女性朋友出门前，都要花半小时到一小时的时间化妆，感觉自己不化妆就"没脸"见人。画上精致的妆容，昂头挺胸，满脸自信，一副都市精英女郎的派头。为了减肥而节食，把自己饿得肚子咕咕直叫。终于挨到了晚上，卸了妆，满脸色斑、肤色暗沉，镜子里的自己看上去老了很多。一阵焦虑感袭来，狠狠心，咬咬牙，终于还是把一直犹豫未买的贵妇级祛斑产品买了，心里才有些许安慰。

其实，这种情况下花多少钱买多贵的护肤品都没用，因为肤色暗沉和过早衰老，并非肌肤问题，而是过度节食导致的。如果你有肤色暗沉问题，同时还有痛经或月经推迟、量少、色淡等问题，不

妨反省一下自己，最近有没有过度节食。如果你确实正在节食减肥中，请立即停止，因为过度节食不只会导致以上问题，时间久了还会导致月经不来，卵巢早衰、子宫萎缩，严重的甚至影响生育。要知道，卵巢是女人维持青春、散发魅力的源泉。肥胖固然会给我们带来很多健康问题，也会影响我们的身材，但是为了减肥而过度节食，致使卵巢早衰，纵使身材再瘦，也是病态的瘦，看起来并不美。

其实节食原本是为了健康，是指只吃限定种类和数量的食物，如今却成了减肥的代名词，人们一提到减肥，就联想到节食，而节食又被粗暴地与不吃主食、不吃晚饭画了等号。

不吃主食、不吃晚饭等行为其实就属于过度节食了。过度节食会损伤女性朋友的气血，因为过度节食直接导致体内要生化成气血的水谷精微不足，人体内的气血自然会受到损伤，气血生化也就跟着不足。没有足够的气血，皮肤、脏腑、子宫自然得不到滋养，时间一长，就会出现肤色暗沉、早衰的现象。

如果你的身体已经因为过度节食而导致气血不足，建议去药店买一些归脾丸吃，每天温水送服就可以。归脾丸出自南宋医家严用和的《济生方》，既可以补气血，又可以健脾。此方中的人参、白术、黄芪和甘草有益气补脾的功效，可以恢复气对血的统摄作用；茯苓、龙眼肉、酸枣仁有养血补心的功效；并配有木香行气助运，促进机体生成气血。

再给大家推荐一个气血双补的药膳——人参大枣粥，此药膳出自元代葛可久的《十药神书》。人参补气，大枣补血，两味配伍，可以达到益气生血、大补气血的效果。具体做法如下：

人参大枣粥

原料：人参10克，大枣5枚。

....

做法：1. 人参切片，大枣洗净备用；

　　　　2. 先把人参放进砂锅里，加清水浸泡半日；

　　　　3. 加上大枣，煮大约1小时即可。

注意，此药膳适合气血严重亏虚、身体虚弱劳损的人，身体有热证的人不可以吃。

想减肥，可以在不损伤气血的条件下进行，也可以适当节食，不要过度就好。在维持基本代谢的基础上，少吃多动。要注意饮食结构的合理性，避免吃刺激性食物，如浓咖啡、浓茶等；少吃过甜、过咸和高脂肪的食物。另外，还可以多多参加锻炼，如快走、慢跑、跳舞、跳绳、跳操、游泳等。

减肥是一件需要长期坚持的事情，只要养成适当控制饮食和运动的习惯，持之以恒，不管你是年轻女性朋友还是中年女性朋友，相信你都一定能健康地瘦下来。

◎ 女人最怕寒，寒凉食物吃走你的好气色

《黄帝内经》中的《素问·调经论》指出："血气者，喜温而恶

寒，寒则泣不能流，温则消而去之。"意思是说，人体内的气血就像水一样，在温暖的环境中会涓涓流淌，遇到寒凉就会结成冰。凝结成"冰"的血块会造成瘀滞，阻挡气血的正常运行，从而引发疼痛。这就不难解释，为什么有些女性朋友明明是在月经没来时吃的冰激凌，月经来时却痛得死去活来了。

女人最怕寒气，体寒会导致身体气血运行不畅，从而导致脸长斑点。体内的能量不能润泽皮肤，皮肤就没有生气，粗糙干燥。体寒严重的话，会引起宫寒，从而导致月经不调、子宫肌瘤、不孕不育、子宫癌等。

寒气一般分为外寒和内寒。顾名思义，外寒就是从外部进入身体的寒气；内寒是指因体弱造成温煦气化功能减退，导致虚寒内生，一般伴有虚证表现，如气短乏力、面色苍白等。

现在很多人体寒都是因为外寒，而外寒大多都是吃出来的。一到夏天，各种冰激凌、雪糕、冷饮是女孩儿们的最爱。除了这些，还有冰镇的西瓜等凉性水果，吃饭也吃冰粥、凉面等冷食，更有甚者，一大早起床就打开冰箱咕咚咕咚地灌冰水，这样吃着吃着，体寒自然就吃出来了。

一项调查显示，女性体寒的人数占比是男性的 4 倍，其中 80% 以上是 20~30 岁的职业女性。炎炎夏季，很多职业女性每天坐在写字楼里工作，写字楼的空调温度一般都开得较低，夏天大家穿得又很少，这样下去，女性朋友会经常感到手脚冰凉，这就是体内受寒的表现。所谓"冷美人"，就是这样来的。

有些女性朋友为了彰显自己的身材，爱穿短裙、露脐装、露背装等，殊不知，露出的这些部位都是易受寒凉的部位。人体有一些部位容易受寒，不仅不能暴露于寒凉环境中，还需要多加保护。首先是腹部。腹部是足三阴经循行的部位，对寒邪的抵抗力较弱。所以，睡觉时应注意盖好被子，避免着凉，否则会出现腹痛、腹泻。其次是下肢。足三阴经是从人体下肢内侧循行入腹的，如果下肢受寒邪侵袭，寒邪可从下肢沿着经脉到达腹部。所以，平时应该多用热水泡脚。第三是头部和背部。这两个部位是阳经循行的位置，对寒邪有一定的抵抗力，但是如果正邪在此交争，就容易出现头痛、发热等症状，因此，不能掉以轻心。冬天尤其要注意头部保暖，洗完头发要注意把头发吹干再出门，夜里睡觉要避免头背受风。

各位朋友，尤其女性朋友，如果你总是觉得身体不对劲，手脚冰凉、畏寒，即使到医院检查没有任何疑难杂症，也不要小瞧寒证，寒证是万病之源，不仅危害身体健康，还会危害心理状态。如果你是寒凉体质，可以从以下几个方面做些改善。

（1）艾灸。

驱寒第一良方是艾灸。可以灸疗丰隆、足三里、三阴交、神阙等穴位，驱寒效果很好。

（2）补充铁质。

适当多吃些含铁量高的食物，如动物肝脏、瘦肉、蛋黄等，也可以多吃些生姜、红枣等温性食物。女性朋友要注意，在月经期间尽量不要贪食柠檬、西瓜、梨等酸凉食物。

（3）多做运动。

运动可以使肌肉产生热量，特别是锻炼下半身肌肉的运动，能有效促进全身的血液循环。平时多跑步、跳绳、快步走等，能将全身各个部位都调动起来。

（4）热水泡脚。

平时多用热水泡脚，既能祛除寒冷、促进新陈代谢、促进血液循环、改善痛经，还能舒缓疲劳神经，利于睡眠。需要注意的是，泡脚尽量在晚上10点前进行，每次大约20分钟，泡到身体微微出汗即可。

（5）每天保证7~8小时的睡眠。

充足的睡眠有利于储藏阳气，蓄积阴精，增强抵抗力。另外，天气晴朗、温度适宜的时候可以出去晒晒太阳，这是让身体暖起来最快、最好的办法。如果怕晒黑，可以避开紫外线过强的时间段。

◎ 一直瘦不下来，还多毛！小心患上多囊卵巢综合征

多囊卵巢综合征（Polycystic Ovarian Syndrome，PCOS）是一种发病多因性、临床表现多样性的疾病。以慢性无排卵（排卵功能紊乱或丧失）和高雄激素血症（妇女体内雄性激素产生过剩）为特征，主要临床表现为月经周期不规律、不孕、多毛或痤疮，是最常见的女性内分泌疾病。中医中虽然没有多囊卵巢综合征这个病名，却有针对该疾病多种症状的表述，如"闭经""月经后期""崩漏""不孕""症瘕"等。

多囊卵巢综合征的症状表现有很强的个体差异性，每位患者的临床表现各不相同，主要有以下几种。

（1）月经失调。

主要表现是闭经，绝大多数患者为继发性闭经，闭经前常有月经后期（月经稀发）或过少，偶见崩漏与闭经相间出现。

（2）多毛。

身体部位出现不同程度的多毛症状，尤其是唇周、乳头旁、腋下、脐下小腹正中部、大腿上部两侧、阴部和肛周处体毛旺盛。

（3）痤疮。

皮肤粗糙、毛孔粗大，这种痤疮与青春期痤疮不同，具有症状重、持续时间长、顽固难愈、治疗效果差的特点。

（4）肥胖和油脂性皮肤。

肥胖是一个重要特征，患有该疾病的患者多臃肿粗壮，但其脂肪分布及体态并无特异性。面部皮脂分泌过多，毛孔增大，鼻唇沟两侧皮肤稍发红、油腻，头皮鳞屑多、头皮痒，胸、背部油脂分泌也增多。

（5）不孕和黑棘皮症。

排卵功能受到障碍使患者受孕率降低，且流产率增高。黑棘皮症常在阴唇、颈背部、腋下、乳房下和腹股沟等处出现，表现为皮肤有灰褐色色素沉着。

（6）女性型脱发。

患者可能从 20 岁左右开始脱发，主要发生在头顶部，向前可延伸到前头部（但不侵犯发际），向后可延伸到后头部（但不侵犯后枕部），只是头顶部毛发弥散性稀少、脱落，既不影响发际线，也不会导致光头。

关于多囊卵巢综合征的病因病机，明代医家万密斋所著的《万氏妇人科》中有与本病症相似的描述："惟彼肥硕者，膏脂充满，元室之户不开；挟痰者，痰涎壅滞，血海之波不流。故有过期而经始行，或数月经一行，及为浊、为带、为经闭、为无子之病。"明代另一位医家虞抟的《医学正传》中有："月经全借肾水施化，肾水既乏，则经血日以干涸……"后世还有很多关于病因病机的辨证，多认为多囊卵巢综合征起于脾肾阳虚、水湿内停，也有一部分是因为肝气郁结、瘀血停滞。

针对多囊卵巢综合征的病因病机，温肾补阳、疏肝理气就成了中医治疗的重点。除了配合医生的中药疗方，在日常生活中，患者朋友可以多吃一些羊肉、虾、桂圆肉、枣、糯米、锁阳、肉苁蓉、山药、韭菜等，这些是温肾补阳的良药。

此外，很多患病的女性朋友都有熬夜的坏习惯。一个月中，女人要经历四个时期：月经期、卵泡期、排卵期和黄体期。四个周期的调节全靠激素，而激素是在晚上10点到凌晨2点分泌的。因此，女性朋友最好不要错过晚上10点到凌晨2点的最佳睡眠时间，晚上11点之前一定要睡着，如果中午能有条件睡半小时，会起到比吃补药更好的效果。

多囊卵巢综合征患者需要对疾病进行长期管理。虽然药物可以调整月经周期，但无法彻底治愈疾病。对于已患病和未患病的女性朋友，在预防控制的过程中，可以加强锻炼，管住嘴、迈开腿，控制好体重，不要让自己过胖或过瘦，月经期要适当休息，保持情绪稳定调和。如此，大部分患者的状况都会得到改善。

◎ 肥胖多是气虚血滞惹的祸，分清原因，花饮让你安全瘦下来

前面我们讲过，虚胖有六种类型——气虚型、血虚型、阴虚型、阳虚型、痰湿型、湿热型。每种类型各有不同的形成原因，也有不同的减肥方法。不管是哪种类型的肥胖，胖人大都有气虚血滞的毛病，除了食疗、药疗、运动等减肥方式，还可以利用花饮来调理身体，达到减肥目的。

鲜花不仅可以供人们观赏，还可以供人们食用或药用。在食用领域中，可以用花做菜食用，还可以将花与一些可饮之物配伍，制作出香味浓郁又有保健功效的饮料。花饮，指的就是人们将花卉制成干花，以其为主料配成的饮料。下面就为大家介绍每种类型的肥胖都适合喝哪种类型的花饮。

气虚型肥胖——白梅花、月季花、玫瑰花三花饮

气虚型肥胖的普遍特点是体质较弱、易疲劳、虚胖、爱出虚汗、气短懒言等。气虚型肥胖的朋友可以喝能调和脏腑之气的三花饮。

三花饮

原料： 白梅花、月季花、玫瑰花各10克。

做法： 将三种花同时放入茶杯中，加入沸水冲泡，加盖焖10分钟，即可饮用。

白梅花气香，味淡而涩，有疏肝理气、和胃、化痰的功效，可以缓解肝胃气痛、食欲不振、头晕、瘰疬等症状。选购时，应注意挑选花瓣匀净、完整、含苞未放、萼绿花白、气味清香的白梅花。

月季花味甘，性温，可药用，可以活血调经、疏肝解郁、消肿解毒等。其祛瘀、止痛、行气的作用明显，故常被用于治疗月经不调、痛经等病症。月季每年开花两次，夏秋各一次，因此这两个季节摘下的月季花具有较好的保健效果。一般情况下，最好选用紫红色的月季花，味道清香、没有散瓣、半开放状态的花蕾为最佳。需要注意的是，血虚或血热的朋友不能服用月季花。

玫瑰花味辛、甘，性微温，有理气解郁、化湿和中、利水通淋、活血散瘀等作用。可以用于治疗肝胃不和、脘腹疼痛、胸闷呕恶、饮食减少或腹泻、妇女月经不调、跌打损伤、瘀肿疼痛等症状。选购时，最好挑选深嗅有香气、无异味，饱满，色泽均匀，花瓣比较完整的玫瑰花。

血虚型肥胖——玫瑰花、茉莉花、代代花三花减肥饮

血虚型肥胖的特点是食欲正常，但小腹饱满突出，手脚细但身上

胖。血虚型肥胖的朋友如果想减肥，宜多吃些补气血的食物，玫瑰花、茉莉花、代代花三花减肥饮既可活血养胃，又能降脂提神。需要注意的是，阴虚口渴者不宜饮用，女性朋友月经期间最好不要饮用。

三花减肥饮

原料：玫瑰花3克，茉莉花2克，代代花2克，川芎4克，荷叶3克。

做法：沸水冲泡，加盖焖15分钟，代茶饮，每日1剂。

玫瑰花的功效及选购方法前面已有，在此不再赘述。

茉莉花味辛、微甘，性温，可以健脾理气、清热解毒、安神解郁。近现代医家王一仁所著的《饮片新参》中提到茉莉花有"平肝解郁，理气止痛"之功效。在选购方面，宜挑选有芳香气味，味涩、纯净、洁白的茉莉花。

代代花味甘、微苦，具有提神、安抚心情、缓解疲劳的作用，同时还具有疏肝和胃、理气解郁、清血、促进血液循环、减脂瘦身的功效。好的玳玳花通常较完整、香气浓郁、干燥、黄白色、没有破碎。

阴虚型肥胖——菊花茶

有阴虚问题的人往往大便干燥，睡眠质量差，皮肤干燥苍白，脸色潮红。喝菊花茶能达到清热去火的作用，对解除毒素也有不错的效果。需要注意的是，阳虚或有头痛、恶寒的朋友忌用菊花茶。

菊花茶

原料：白菊花适量、冰糖（依个人口味适量加）。

做法：将白菊花放入玻璃壶中，加入开水和冰糖，焖泡 3~5 分钟至菊花完全舒展开，即可饮用。

菊花味甘、苦，性微寒，具有散风清热、平肝明目之功效。临床上，菊花常用来治疗风热感冒、头痛眩晕、目赤肿痛、眼目昏花等症状。挑选时，不要选择颜色太鲜艳、太漂亮的菊花，有一点偏暗黄的菊花是最好的。品质好的菊花，摸起来手感较松软。

阳虚型肥胖——人参桂花饮

阳虚型肥胖的人多白胖，常常手脚发凉，食用冰凉生冷的食物后会感到胃部不舒服，这都是人体内缺乏阳气所致。人参桂花饮是补阳气最好的中药养生茶。

人参桂花饮

原料：人参、桂花、益智仁、干姜、玉竹等。

做法：取上述原料做成茶包，沸水冲泡，静置 3 分钟，即可饮用。

人参桂花饮有补阳温里、益智固精的功效，可以用于阳虚体质人群的日常调理。

痰湿型肥胖——健脾化痰湿花茶饮

痰湿型肥胖的朋友一般都体型圆润，肌肉松软，嗜吃生冷食物和甜食，容易感到疲倦，饭后老是犯困，感觉身体非常沉重，这都是体内痰湿瘀阻造成的。对此，健脾化痰湿花茶饮祛湿化痰的效果就非常好。

健脾化痰湿花茶饮

原料：白扁豆花、陈皮、茯苓。

- -

做法：将白扁豆花、陈皮和茯苓一起打成粉末。每天用勺子舀取10克左右的粉末，放入茶杯中，然后倒入开水冲泡，焖上5分钟，代茶饮用，以冲淡为度。

白扁豆花入脾、胃、大肠经，是百花中少有的健脾良药。《四川中药志》上就有"白扁豆花，和胃健脾，清热除湿。消暑热神昏，湿滞中焦，下痢脓血，夏日腹泻及赤白带下"的记载。这道花茶的祛湿化痰效果特别好，只是茶中的陈皮偏于温燥，所以，有气虚、燥咳症状及阴虚体质的朋友不宜多饮用。

湿热型肥胖——菊花佩兰茶

湿热型肥胖者往往面部油腻，脾气暴躁，脸上爱长痤疮、粉刺等，大便通常干燥或过于黏滞。这类人适合的花饮是菊花佩兰茶。

菊花佩兰茶

原料：菊花 3~5 朵、佩兰 5 克左右。

....

做法：将菊花和佩兰放入锅中，加水大火烧开后立即改小火，再煮两三分钟即可。

前面也提到过，菊花有清热明目、发汗、疏风的功效。佩兰可以清除体内的湿气，而且能清热解暑。只是佩兰的味道稍大，用菊花搭配恰好可以掩盖佩兰的味道。

需要注意的是，花饮只可慢慢调养我们的身体状态，长期饮用，才能见到效果，想要借此快速减肥是不可能的。而且，有的花饮适合某种体质的朋友喝，如果你是其他体质，可能会对身体造成不好的影响，因此，在喝花饮之前，一定要确定自己的肥胖类型，如果自己确定不了，可以请医生诊断施治。

◎ 忧郁的人老得快，还容易发福

美国斯坦福大学的科学研究者对一些青少年进行了细胞分析，发现经常受抑郁情绪困扰的女孩儿们，其身体细胞里的端粒长度明显比身心健康的同龄人要短，相当于生理年龄比同龄人老了 6 岁。抑郁会加速人的衰老，会使我们的容貌变得难看。其实，不用发展到抑郁，忧郁就会使人老得快，还会使人变胖发福。

从现代医学角度看，抑郁会影响人体内的压力荷尔蒙皮质醇水平。当人们心情抑郁时，人体的压力荷尔蒙皮质醇的水平就会明显增高，影响内分泌系统。再加上抑郁症患者很容易暴饮暴食，长此以往，肥胖症就出来了。身材变得肥胖之后，抑郁症患者对自己更不自信，甚至自暴自弃，抑郁情绪更多，内分泌系统紊乱持续，吃得更多、变得更胖，形成了抑郁肥胖的死循环。另外，抑郁症患者常常失眠，睡眠不足导致体内瘦素的分泌减少，加上无节制地饮食，长此以往，肥胖是必然的结果。

中医范围内本来没有"抑郁症"一词，但根据其症状可以大致归属于"郁证"。《伤寒论》和《金匮要略》中记载的多种疾病及其证候，与抑郁症有很多相似的地方，其相关症状散见于郁证、百合病、脏躁、癫证等病证的记载中。

中医认为，气郁为诸郁之始，治郁先治气，调气先疏肝。因此，想要改善因抑郁而引起的肥胖体质，可以从疏肝理气开始。

（1）揉按肝经。

经常揉按肝经的太冲穴至行间穴。如果大腿赘肉过多，可以用拇指沿肝经从足根部推到膝窝处的曲泉穴，每次 100 下，如果很痛，则说明你的肝经可能不通畅。

注意：静脉曲张、静脉炎者不可揉按肝经！

（2）拍打肝经。

先把手心搓热，从头顶上督脉开始拍，拍脖子、拍风池、拍肩、拍腿内侧，到穴位的时候稍微停顿一下，多拍几下，每次拍打5~10分钟。需要注意的是，有心血管疾病的老年人、肝肾功能不全者、有出血性疾病的人不要拍打肝经。

注意：静脉曲张、静脉炎者不可拍打肝经！

（3）敲带脉。

静止站立或平躺着，手握空拳，每天坚持敲打300次，由轻到重，以舒服为宜。

（4）敲胆经。

用拳峰或指节敲打大腿外侧胆经3分钟，这样不仅能疏通经络，还可以减臀部和大腿的赘肉。

其实，比起以上这些方法，最有效的还是保持轻松愉悦的心情。人类的烦恼主要来自"对未来的不安"和"对过去的后悔"，解决这个问题的方法很简单，那就是活在当下。吃喜欢吃的东西，但不贪多；和喜欢的人在一起，同时也要学会享受独处的乐趣；去喜欢去的地方，迈开腿，用脚步去丈量世界……保持开朗喜乐的心态，由内到外地对忧郁情绪产生免疫力，才能真正摆脱忧郁，摆脱早衰和肥胖。

3

补虚大作战：睡眠篇

《黄帝内经》中的各《灵枢·口问》有云："阳气尽，阴气盛，则目瞑；阴气尽而阳气盛，则寤矣。"这就是古人所说的"日出而作，日落而息"。按时睡眠是最好的养生方法，因为人体在睡眠时阳气处于闭藏的状态，睡眠可以调阳补虚。所以，有一个质量较高的睡眠真得很重要。

◎ 睡眠是天下第一补

2016 年亚马逊中国的全国睡眠报告显示，39.87% 的人入睡困难，37.9% 的人睡眠质量差，15.34% 的人睡眠浅，6.89% 的人存在睡眠障碍。其中，北上广和江苏为失眠重灾区的"重中之重"。

睡眠是一种主动调节、重新组合以及整顿的过程，睡眠质量关乎着人体的健康水平。俗话说："一夜好睡，精神百倍；彻夜难睡，浑身疲惫"，长期的睡眠不足或睡眠质量差会给人的身体健康带来很大影响。尤其是长期睡眠不足会造成肥胖，内分泌系统紊乱，免疫功能降低，加速衰老，诱发神经系统及心脑血管疾病、心理疾病……

传统中医养生认为，"药补不如食补，食补不如睡补"。可见，睡眠才是天下第一补。在中医的体质分类中，办公室的上班族中较多的是气虚质、阳虚质和痰湿质。这三种体质的人的睡眠各有痛点：气虚体质的人容易犯困，易疲劳；阳虚体质的人因为怕冷，一旦熬夜就会加重症状的发生；痰湿体质的人怎么也睡不醒，白天还爱瞌睡。每种体质的人都有适合他们的睡眠处方。

气虚体质：不宜久卧，夜晚 10 点到早上 7 点睡眠足矣

气虚体质的人很容易感到疲倦，这就给他们造成一种错觉，以为多休息、多睡觉才能恢复自身元气。所以，一到周末就拼命补眠，就算睡不着，也要在床上躺着。事实上，从中医的角度看，气虚的人并不适合久卧，久卧会伤气。人体内气的特点是不断流动，需要舒展活动，一直躺着不动，气就不能流动到各个脏腑或器官，久而久之，作为气的生发之地的脾胃就会受到损伤，气虚体质非但不会得到调理，反而会更严重。

气虚体质的朋友应当调整好作息时间，养成良好的睡眠习惯，最好晚上 10 点前入睡，早上 7 点左右起床，这样可以使体内各个脏腑都得到充分的休息。除此之外，起居要顺应四时变化，春夏可以早睡早起；秋冬要早睡，但可以适当晚起。

阳虚体质：子夜养阳，不宜熬夜，热水袋暖被好过电热毯

一到秋冬季节，阳虚体质的人会尤为怕冷，晚上睡觉多梦，起夜多，睡眠质量较差。阳虚体质的朋友不适合熬夜，因为他们本来就需要补阳气，而子夜是养阳的最佳时机，晚上的睡觉时间最晚不能超过 11 点。此外，睡觉的环境也很重要，由于阳虚体质的朋友怕冷，所以要特别注意做好保暖措施。

建议冬天有条件的话尽量睡在有暖气的房间里，没有暖气的话，睡前可以打开空调，提前预热，让房间热起来，入睡后记得关闭空调。如果还怕冷，可以先在被窝里放一个热水袋，暖好被窝再睡觉。不建议一直使用电热毯，靠外界的帮助只是一时的，从根本上改善体质从而恢复好自身的温度调节功能才是正道。另外，阳虚体质的朋友可以睡前用温热的水泡泡脚，睡觉的时候穿一双棉袜，也有助于睡眠。但注意睡前最好不要喝水，以免起夜的现象加重。

痰湿体质：减少瞌睡，宁坐不躺，宁站不坐

元代医家朱震亨的《丹溪心法·中湿》中记载："脾胃受湿，沉困无力，怠惰嗜卧。"意思是说，人的脾胃如果被湿困住了，那就会出现浑身发沉、无力倦怠、嗜睡的症状。这就是痰湿体质的人的表现，他们总是能躺着绝不坐着，能坐着绝不站着。

痰湿体质的朋友在保证正常睡眠时间的同时，应适当减少白天瞌睡的时间，多到户外活动，晒晒太阳，让身体各部分机能活跃起来，这样才能打起精神，否则只会越睡越懒。

最后，对所有人来说，最佳的睡眠时间都是亥时（晚上 9~11 点）至寅时（凌晨 3~5 点），亥时三焦经旺，三焦通百脉，此时进入睡眠状态，百脉可休养生息，使人一生身无大疾。女性朋友若能做到，则可长久保持面容红润姣好。除此之外，午觉也很重要，有条件的话一定要睡，没有条件的，如上班族，中午可以倚在椅背上，闭上眼睛小憩一会儿。

◎ 熬夜长虚胖，睡觉能减肥

熬过夜的朋友都知道，当我们很晚不睡的时候，总是有很强的饥饿感。于是，很多人以为，比起睡觉，熬夜更能消耗身体内的能量和脂肪，有利于减肥。谁知熬夜一段时间后，不仅皮肤变差了，身材没有变瘦，反而变胖了。日本剧作家三谷幸喜先生曾经说过："熬夜工作，只会越熬越虚胖。"

相信朋友们还记得前面提到过的瘦素，瘦素是由脂肪细胞分泌的一种蛋白质类激素，它可以进入血液循环参与糖、脂肪及能量代谢的调节，促使机体减少摄食，促进能量释放，抑制脂肪细胞的合成，从而减轻体重。

熬夜会使瘦素分泌减少，瘦素分泌一旦减少，我们就会无节制地饮食，体内不断地合成和堆积脂肪细胞，体重就会不减反增。另外，熬夜会扰乱人体的新陈代谢，降低新陈代谢水平，即使吃进去的东西不多，也会长胖。

另外，熬夜容易引起体内肝火旺盛，再加上被加重的湿热，就会导致多梦甚至失眠，睡眠质量差，进而造成体虚体弱，体内的代谢垃圾或毒素不能及时排出。代谢垃圾和脂肪堆积在体内，不仅会造成整个身体的虚胖，还会使身体内部脏腑堆满脂肪。

一天的 12 个时辰与人的五脏是休戚相关的，半夜 11 点到凌晨 1 点，是胆经功能最好的时候；1 点到 3 点是肝功能最好的时候；3 点到 5 点是肺经最旺盛的时候；5 点到 7 点是大肠经最旺盛的时候。如果经常熬夜，高血压、高血脂、糖尿病等发病率会增加很多。而且，即使日常生活中饮食清淡，长期熬夜的朋友到了晚年也会得脂肪肝。先不说身材的问题，身体健康都受到了严重损害，还何谈减肥？

科学的减肥需要我们做到三个方面：充足的睡眠、均衡的饮食、合理的运动。所以，别忘了，对于减肥来说，除了饮食和运动，睡眠同样重要！睡眠好才能让减肥更加有效率。高质量的睡眠，能让你一瘦再瘦。如果你想保持高质量睡眠，摆脱虚胖，那么你应该做到以下几点：

（1）适当提前吃晚饭的时间。

一般来说，下午 6~7 点是最佳的晚饭时间，你可以在这个时间段吃晚餐，让热量有足够的时间慢慢消耗掉。然后在夜里 10~11 点之间，注意减少喝水，避免剧烈运动，调暗灯光或者干脆关灯，开始做好睡觉的准备，逐渐进入梦乡。

（2）戒掉夜宵。

熬夜的时候，会产生一种很强烈的饥饿感，尤其在夜晚，意志力很难战胜美食的诱惑。何况现在外卖极其方便，动动手指，方圆几公里内的美食即刻便会送到家中。这也是熬夜会变胖的一大原因。吃完夜宵，满足了嘴巴和胃，肚子饱饱的，然而时间已经接近凌晨了，此时想要尽快入睡简直不可能。戒掉夜宵，管好自己的嘴，不仅能减肥，还能帮助你早点睡着。

（3）每天保证 7~8 小时的睡眠。

研究表明，睡眠时间太短或太长都会增加发胖的概率。要想快速减肥，每天必须在晚上 11 点前睡觉，保证 7~8 小时的睡眠时间，充足的睡眠可以促进新陈代谢。

◎ 失眠脸色差，合欢花安眠药枕让你睡到自然醒

你是否深受失眠的困扰？早早躺下，准备入睡，却翻来覆去地睡不着；即使睡着了，半夜也会突然醒来，而且无比清醒，之后就再也睡不着了，直到太阳高高升起。顶着黑眼圈，拖着昏昏沉沉的身体起床，一照镜子，发现自己脸上又多了几颗痘，不仅如此，气色也越来越差，看起来比实际年龄衰老好几岁……

失眠是指入睡困难、夜间难以维持睡眠以及早醒的情况，是睡眠量的不足或质的不佳。中医上将失眠称为"不寐""不得眠"等。《黄帝内经》中的《灵枢·邪客》篇说："邪气客于五脏六腑，格拒卫

气于阳而不眠。"清代医家陈世铎的《辨证录·不寐门》中说："气郁既久，则肝气不舒；肝气不舒，则肝血必耗；肝血既耗，则木中之血上不能润于心，而下必取汲于肾。"清代医家唐宗海的《血证论·卧寐》中有记载："肝病不寐者，肝藏魂……若阳浮于外，魂不入肝，则不寐。"

可见，古代医家早有论述，失眠与肝郁有很大的关系。

肝主疏泄，调畅气机。肝的生理特点是主升、主动，使气机疏通，畅达升发。如果肝的疏泄功能正常，则气机调畅，气血和顺，脏腑和器官的活动也能正常进行。反之，如果肝的疏泄功能异常，机体就会气机不畅。肝郁气滞就会导致体内气血紊乱，阳不潜于阴，阴阳失交而不寐。肝郁气滞的时间一长，肝郁就会化火，肝火旺盛，就会扰乱神明而引发失眠。

所谓"木旺乘土"，肝火横逆犯脾，造成脾运不健，不得运化的湿气便集聚成痰，痰浊内扰也会导致失眠；或者因为肝失疏泄，气机郁滞，气不行就会导致血瘀，瘀血闭阻神明而造成失眠。

由此看来，摆脱失眠需要从疏解肝郁入手。推荐大家使用合欢花安眠药枕，可以缓解失眠痛苦。长时间使用，一觉睡到自然醒也不是问题。

合欢花安眠药枕

原料： 合欢花、夜交藤、菊花、薰衣草、绿茶各 200 克。

做法： 将合欢花、夜交藤、菊花、薰衣草、绿茶晒干、粉碎，随后装入枕套即可。睡觉的时候，把有药物的一面朝上，就能很好地缓解失眠了。

需要注意的是，药枕中的药物是有保质期的，一般 1 年左右要换 1 次枕芯。

合欢花是可以安神的花，性味甘平，具有疏肝解郁、理气安神、明目止痛和通络的作用，可以治疗肝郁胸闷、失眠健忘、风火眼疾、视物不清、咽喉肿痛、跌打损伤和神经衰弱。现代医学表明，合欢花还有养颜祛斑、抗衰老和醒酒的功效。

长期服用安眠药对抗失眠，不仅会产生依赖性，还对身体有诸多不良反应。合欢花就是我们对抗失眠的良药，既可以做成合欢花安眠药枕，又可以饮合欢花茶和合欢花酒，喝合欢花粥，做成合欢花香囊等。

合欢花粥

原料： 干合欢花 5 克（新鲜合欢花 30 克）、粳米 100 克和适量的糖。

做法： 在锅中加入清水 500 克，将粳米与合欢花等材料一起放入水中，开水熬至粥稠即可。

合欢花香囊

原料：干合欢花 10 克、干薄荷 5 克。

做法：将干合欢花和薄荷装入布袋，放在枕头旁边即可。

最后，对于失眠的朋友，保持乐观开朗的心境才是最好的药。心境开朗了，舒心养肝，心清目明，浑身轻松，失眠痛苦即可一扫而光。

◎ 睡前做个运动、泡泡脚，养肝安神去疲劳

所谓"睡前运动，睡中享受"，睡前做做缓行运动，既可养肝，对全身各个器官都有好处，还能缓解全身的疲劳感，使我们睡得舒适安定。尤其现在，很多人都患有脂肪肝，如果在睡前坚持做一些较为缓和的运动，就能有效地改善脂肪肝的病情。

（1）散步。

《紫岩隐书·养生》有云："入睡时行，绕室千步，始就枕……盖行则神劳，劳则思息，动极而求静……行千步是以求静。"临寝前的散步有利于人们气血流通，血和气顺，可养肝安神，还可以促使人体由动极返于静，从而进入睡眠前的状态。散步时要脚跟先着地，一步一个脚印地走，速度缓和，不能疾行，一呼一吸配合着脚步的节奏即可。

（2）瑜伽。

对于女性朋友来说，瑜伽是一项非常好的护肝运动。我们可以通过练习瑜伽，让肝脏等器官感受压力，加快它们的血液循环，改善它们的紧张状态，促进它们排毒。如此，既可以修养身心，还可以为身体排出平时不易排出的毒素。最佳的瑜伽锻炼时间并非睡前，而是凌晨4~6点。对于大多数人来说，这个时间恐怕确实太早，其实，一天之中，只要确定你是处于空腹状态的，都是可以修习的。

（3）慢跑。

慢跑的呼吸方法与散步一致，但注意不要太快，身体起伏不要太大，注意平缓。慢跑可以加强内分泌系统的功能和全身性调理。

（4）颤抖式体操。

两脚踏地，与肩同宽，双手自然下垂，保持眉心舒展，全身有规律地上下颤抖，想象全身的病气和浊气顺着已经通畅的经络排入地下。这样做有助于排病气，练习后身心放松，有利于入眠。

（5）俯卧撑。

利用沙发扶手、桌子、床头都可以做，开始只做简单的俯卧运动，身体向下时吸气，感觉像是在用全身的毛孔一起吸，吸满后起身；起身时，双手支住身体，全身放松。

最好的养肝护肝方法就是运动，通过运动，可以改善肝脏的工作状态，可以排出身体没能及时排出的毒素，增强身体免疫力等，最重要的是能养肝安神，促进睡眠。

　　所谓"睡前烫脚，胜服安眠药"，要更好地促进睡眠，睡前泡泡脚，效果会更好，不仅能够加速我们入睡，还能使肝脏在全身休息时更好地进行排毒、解毒。泡脚宜用40~50℃的热水，水量一定要没过脚踝，每天泡15~20分钟。睡前用温水泡脚好处有很多，可以疏通经络、平肝熄风、益肾调便、通窍醒脑、养心安神等。手脚冰凉、怕冷的女性朋友，可以坚持每天泡脚，泡脚的时候放入艾叶，驱寒祛湿的效果更好。

4

补虚大作战：营养篇

药食同源，很多食物不仅口味上佳，而且富有营养价值，可以滋阴补虚，用在每天的饮食中，能起到很好的补虚效果。在调脾胃、养气血、好睡眠的同时，千万不要忘记补营养。

◎ 番薯

番薯，即红薯、地瓜，不仅营养丰富，而且具有多种食疗保健作用及药用价值，是我国人民喜爱的粮菜兼用的天然滋补食品。

我国传统中医学认为，番薯"性平温无毒，健脾胃、益阴精、壮筋骨、补血和中、延年益寿"。清代医家赵学敏编著的《本草纲目拾遗》中记载，番薯能补中、和血、暖胃、肥五脏。明代李时珍的《本草纲目》中记载，红薯有"补虚乏，益气力，健脾胃，强肾阴"的功效。

作为老百姓饭桌上常能见到的食品，番薯不仅美味无比，而且营养丰富。其维生素 B_1、维生素 B_2 的含量分别比大米高 6 倍和 3 倍。值得注意的是，番薯还含有丰富的赖氨酸，这正是其他谷类粮食作物所缺乏的，将番薯与米面搭配食用，可以使蛋白质组成更全面。最关键的是，番薯含有丰富、优良的膳食纤维，有利于肠胃蠕动，排除宿便。

番薯不仅营养丰富，低脂低热，还是一种生理性碱性食品。其所含的钙、磷、铁等矿物质微量元素，可以中和日常饮食摄入的肉、蛋等食物所产生的酸性物质，调节人体的酸碱平衡，使人体的 pH 维持在 7.35~7.45。

番薯有很多食疗保健的作用，尤其在减肥和防癌方面的功效备受重视。

番薯是减肥人士颇为推崇的食物，甚至有人用番薯代替主食。那是因为番薯是很好的低脂肪、低热能食品。相同重量的番薯产生的热量仅为大米的 1/3，而且番薯能有效地阻止糖类转化为脂肪，十分适合减肥人士和健美人士日常食用。

在防癌方面，番薯含有丰富的 β - 胡萝卜素、维生素 C 和叶酸，这都是具有抗癌作用的营养物质。尤其是叶酸，人体内叶酸水平过低会增加患癌风险，常吃番薯，有利于维持人体正常的叶酸水平，降低患癌风险。

需要注意的是，很多人在食用番薯后会有反胃、烧心（胃灼热）的症状，这是因为番薯里含有气化酶，气化酶在人的胃肠中能产生大量的胃酸，会导致烧心、反胃、呕吐酸水。吃番薯的正确方法是，番薯和米面搭配食用，可以起到蛋白质的互补作用，如果同时再配点鲜萝卜等一起吃，就可以减少胃酸的产生。此外，番薯蒸熟煮透后更好消化，补益作用也更好。

【推荐食谱 1】

番薯粥

原料：番薯 250 克，大米 100 克，白砂糖适量。

做法：1. 将番薯洗净，连皮切成滚刀块。大米淘洗干净后用冷水浸泡 30 分钟，捞出，沥干水分；

2. 将番薯块和大米放入锅内，加入约 1000 毫升清水煮成稠粥；

3. 加入白砂糖后，煮沸即可食用。

【推荐食谱 2】

番薯鸡肉饭

原料：鸡腿半只，番薯 50 克，洋菜丝 5 克，胡萝卜 10 克，青豆 10 克，玉米 10 克，火腿 10 克，糙米 20 克，大米 40 克，小米 10 克，开水 60 毫升，盐少许，黑胡椒少许，橄榄油 1~2 滴。

做法：1. 将鸡腿洗净去皮去骨切成块状，番薯去皮切成块状，胡萝卜去皮切成丁状，火腿切成丁状，洋菜丝泡水；

2. 将糙米、大米、小米洗净，放入电饭煲中，加60毫升水。洋菜丝泡水变软后，挤干水分放在大米上。将鸡腿块、番薯块、胡萝卜丁、青豆、玉米、火腿丁陆续加入电饭煲。加少许盐、黑胡椒调味，最后加1~2滴橄榄油，蒸熟即可食用。

◎ 薏苡仁

薏苡仁，也就是我们常说的薏米，其药食两用的历史由来已久，是一种物美价廉，集营养、保健于一身的食疗佳品。特别被人们熟知且广泛食用的，是祛湿利水的红豆薏米水或红豆薏米粥。

关于薏苡仁的记载最早见于《神农本草经》："主筋急，拘挛不可屈伸，风湿痹，下气。久服轻身益气。"薏苡仁被该书列为上品，是一味不可多得的、食药皆佳的粮种。唐代唐玄宗组织编纂的《广济方》记载薏苡仁饭可治冷气，"用薏苡仁舂熟，炊为饭食或煮粥亦好，气味欲如麦饭乃佳。"唐代成都名医昝殷的《食医心镜》中这样描述薏苡仁："薏苡仁粥治久风湿痹，补正气，利肠胃，消水肿，除胸中邪气，治筋脉拘挛，薏苡仁为末，同粳米煮粥，日日食之，良。"《本草纲目》中也提到"消渴饮水，薏苡仁煮粥食之""薏苡仁粥，除湿热，利肠胃"等。清代医家龚居中的《福寿丹书》称"薏苡仁粥补脾益胃"。《中国药植图鉴》记载薏苡仁可以"治肺水肿，湿性肋膜炎，排尿障碍，慢性胃肠病，慢性溃疡"。

根据加工炮制的方法不同，薏苡仁分为生薏苡仁和炒薏苡仁。中医认为，用生薏苡仁可以渗湿利水，清热排脓；用炒过的薏苡仁可以补脾止泻，强化利湿作用。

在食用方面，薏苡仁营养丰富，热量较高，能促进新陈代谢并减少胃肠负担，所以病中或病后体弱的朋友可以将薏苡仁作为补益食品食用。

在保健或药用方面，薏苡仁具有增强免疫力、抗肿瘤、降血糖、降血压等功效。在抗癌方面，可以与抗癌药物联合使用，具有协同作用，并可以减轻放疗、化疗的不良反应。

薏苡仁之所以备受女性朋友们喜爱，主要是因为它有美容瘦身的作用。《本草纲目》中就提到过薏苡仁的美容功效："健脾益胃，补肺清热，祛风胜湿，养颜驻容，轻身延年。"薏苡仁富含蛋白质和维生素 B_1、维生素 B_2，经常食用可以使皮肤细腻有光泽，还可以有效消除粉刺、雀斑、老年斑、妊娠斑、皱纹等，对脱屑、皲裂、皮肤粗糙等皮肤问题有良好的疗愈效果。此外，薏苡仁中的薏苡仁素、薏苡仁油以及薏苡酯三萜化合物等成分有降脂减肥的作用，肥胖女性经常食用可以达到瘦身效果。需要特别注意的是，孕妇不宜食用薏苡仁。

【推荐食谱 1】

薏苡仁红豆豆浆

原料： 水发薏苡仁（水浸泡 4 小时）50 克，水发红豆（水浸
泡 6 小时）55 克，白砂糖适量。

做法： 1. 将水发薏苡仁和水发红豆倒入碗中，加入清水搓洗干
净，洗净后，倒入滤网，沥干水分；

2. 将食材倒入豆浆机，加入适量白砂糖，注入清水，选
择"五谷"程序，按机器自动设定的时间处理后，即
成豆浆；

3. 倒入滤网，滤取豆浆，用汤匙捞去浮沫，放凉后饮用
即可。

【推荐食谱 2】

冬瓜薏苡仁排骨汤

原料： 猪骨 500 克，薏苡仁 70 克，冬瓜 500 克，盐适量，生
姜 2 片。

做法： 1. 薏苡仁用清水浸泡 40 分钟；猪骨焯水去血水，洗净
浮沫；冬瓜去皮洗净，切块；

2. 锅里放适量清水，放入焯好的猪骨、薏苡仁、生姜和
冬瓜块，大火烧开后，转小火煲 1 小时；

3. 加入盐调味，即可食用。

◎ 粳米

粳米，也就是我们日常用来做饭的大米，具有健脾胃、补中气、养阴生津、除烦止渴、固肠止泻等作用。脾胃虚弱的人、病后初愈的患者食用粳米粥，可以有效改善身体状况。

我国人民多以粳米为主食，有食粳米粥的习惯，其作为食物至少已有2000多年的历史了。关于其药用价值，首见于汉末《名医别录》中的记载："粳米，甘、平、无毒、归脾胃经。"其功效为"主益气，止烦，止泄"。唐代孙思邈的《千金要方·食治》也有记载："粳米，味辛苦平无毒，主心烦，断下利，平胃气，长肌肉，温中。"之后，唐代医家孟诜在《食疗本草》中也提出，粳米主益气，止烦（止）泄。明代医家兰茂在其《滇南本草》指出，粳米治一切诸虚百损，补中益气，强筋壮骨，生津，明目，长智。

作为食物，粳米中含有大量的碳水化合物，碳水化合物是人体热量的主要来源。在药用方面，粳米性平和，味甘甜，主归脾、胃、肺经，具有补气生津、健脾止泻的功效，主治肺脾气虚之神疲体倦、食少纳呆、便溏腹泻、心烦口渴之症。现代医学研究也证实，粳米含有人体必需的淀粉、蛋白质、脂肪、维生素 B_1、烟酸、维生素 C 及钙、铁等多种营养成分。因此，粳米不但具有食用价值，也经常用于中医临床处方及体质虚弱和病后调理。

【推荐食谱 1】

香菇牛肉粳米粥

原料：香菇 100 克，粳米 100 克，牛肉 50 克，葱花 5 克，姜末 5 克，盐适量。

做法：1. 香菇洗净切成小块状，牛肉煮熟切成薄片，与粳米一起放入锅内，加水 1000 毫升煮粥；

2. 调入葱、姜、盐适量，入味即可起锅食用。

【推荐食谱 2】

菊花粳米粥

原料：菊花 50 克，粳米 100 克。

做法：1. 取菊花、粳米洗净，先将菊花放入锅中，加水适量，煎汤；

2. 放入粳米，将菊花汤与粳米同煮成粥，即可食用。

【推荐食谱 3】

山茱萸粳米粥

原料：粳米 50 克，山茱萸 15 克，红糖适量。

> **做法**：1. 将准备好的粳米和山茱萸洗净，一同放入砂锅，加水
>   450 毫升，用文火煮粥，至表面有粥油为宜；
>   2. 待粥煮熟时放入红糖，烧煮片刻即可食用。

◎ 小麦

小麦，可以说是全世界的主食了，面包、馒头、饼干、面条等食物，都是用小麦粉制作而成的。在我国，以小麦为主食的主要是北方人民。如今，小麦不仅可以制成小麦粉为人们所食用，其小麦苗、小麦胚芽、麦胚芽油、麦麸、全麦面等，都是营养价值很高的食物。

自古以来，小麦就是滋养人体的重要食物。明代李时珍所著的《本草纲目》中记载："陈者煎汤饮，止虚汗。"唐代医家陈藏器在其著作《本草拾遗》中提到："小麦面，补虚，实人肤体，厚肠胃，强气力。"清代医家叶桂所编著的《本草再新》把小麦的功能归纳为四种：养心、益肾、和血和健脾。清代医家汪绂的《医林纂要探源》记载小麦可以"除烦，止血，利小便，润肺燥"。

所谓"医食同根，药食同源"，小麦不仅是我们熟悉的食物，也是大有所用的药物。小麦味甘、性凉，入心、脾、肾经，有养心除烦、健脾益肾、除热止渴等功效，主治脏躁、烦热、消渴、泻痢、痈肿、外伤出血及烫伤等。在药用方面，小麦可用于治疗由心血不足引起的失眠多梦、心悸不安、多哈欠、喜悲欲哭、妇人脏躁（癔症）等症状；患有脚气病、末梢神经炎的朋友经常吃小麦，身体状

况会有所改善；身体虚弱，自汗、盗汗、多汗的朋友多吃些浮小麦也会有好处；哺乳期的妇人回乳时也可以食用。进食全麦可以降低血液循环中的雌激素的含量，从而达到防治乳腺癌的目的。对于更年期妇女，食用未精制的小麦还能缓解更年期综合征。

【推荐食谱1】

红枣菊花炒麦茶

原料：红枣 30 克，小麦 50 克，菊花 5 克。

做法：1. 小麦挑去杂物，用清水清洗干净，并晾晒干燥；红枣洗干净，并去核；菊花用水泡洗；

2. 干锅把晾干的小麦炒至黄褐色，闻到淡淡的麦香时，熄火，晾凉；在煮锅中注入清水，加入炒好的小麦，中火煮开；

3. 加入去核的红枣和泡洗好的菊花，盖上锅盖，中火煮开后转小火，继续煮 10 分钟左右即可。

【推荐食谱2】

大米小麦粥

原料：大米 80 克，小麦 50 克，水适量。

做法： 1. 将大米和小麦倒入大碗中，加清水，搓洗干净；

2. 锅里加入大约2400毫升的水，把洗干净的大米和小麦倒进去；

3. 开火，大火煮沸，锅里会飘上一些白色的浮沫，用勺舀出来，然后大火煮15分钟，不要盖锅盖；

4. 盖上锅盖，小火慢熬25分钟左右即可。

◎ 芝麻油

芝麻油，也就是我们常用的香油，不仅是人们喜爱的调味品和烹调佐食佳品，还含有丰富的营养价值。内服可润燥，是体内脏腑器官的"润滑剂"；外用可防止干燥，成为隔离外界与皮肤的"防燥墙"，即将肌肤中的水分和空气隔离开，使水分不流失，皮肤保持湿润。

芝麻油味甘，性凉。明代《本草品汇精要》中说芝麻油"味甘，性微寒，无毒"。清代《得配本草》记载其"入手阳明经（大肠经）"。芝麻油有润燥通便、解毒、生肌之功效，关于它的记载最早见于汉末《名医别录》："利大肠，胞衣不落。生者摩疮肿，生秃发。"唐代孙思邈的《千金要方·食治》中说："去头面游风。"唐代《本草拾遗》中记载："主天行热，肠秘内结热，服一合，下利为度。"［编者注："合"为古代剂量单位，一合（容量）为6~8毫升］明代李时珍的《本草纲目》说芝麻油"解热毒、食毒、虫毒""长食麻油，可消痹心怡，增强食欲，提神明目而防衰"。

　　芝麻油含有丰富的油酸、亚油酸等不饱和脂肪酸，含量占80%以上。此外，还含有丰富的抗氧化物质，如天然维生素E、芝麻素等。具体来说，芝麻油具有美容养颜防衰老、保护血管、润肠通便、减少烟酒毒害、保护嗓子等功效。用熬熟后的芝麻油滴鼻，有缓解鼻塞、治疗慢性单纯性鼻炎的效果。

　　芝麻油是一种非常好的调味品，可用于凉拌菜、各种汤类以及热菜中。不论什么菜品，出锅后，只需滴一两滴芝麻油，饭菜就会瞬间变得香味扑鼻，让人食欲大开。

　　需要特别注意的是，如今市面上有很多假冒伪劣的芝麻油，在购买时，一定要仔细观察鉴别，避免因食用假冒伪劣芝麻油而损害身体健康。如果不会鉴别真假芝麻油，担心市售芝麻油的质量，可以在家自己制作芝麻油。

芝麻油

原料：胡麻油1碗，生白芝麻1把，炸馓适量，葱姜蒜适量，花椒适量。

....

做法：1. 葱拍一下切断，姜切片，蒜拍一下，炸馓揉碎，花椒洗净；

2. 锅内放入胡麻油加热，放入葱姜蒜和花椒小火炸，炸至有点焦后，捞出；

3. 放入白芝麻炸至变黄，放入炸馓；

4. 晾凉装杯子或罐子里，即可食用。

◎ 糯米

糯米又叫江米，也就是端午节我们用来包粽子的那种米。糯米是一种有黏性的、柔润的稻米，热量比一般粮谷都高，不仅因为其口味糯甜为人们所喜爱，还因为其营养价值高被古代人列为营养上品。

糯米质地柔黏，味甘，性温。在中医上，糯米具有暖脾胃、补中益气、缩小便的功效。清代王士雄的《随息居饮食谱》记载："糯米甘温补肺气，充胃津，助痘浆，暖水脏。"明代李时珍的《本草纲目》也有记载："暖脾胃，止虚寒泻痢，缩小便，收自汗，发痘疮。"唐代孙思邈《千金要方》中记载："脾病宜食，益气止泄。"唐代萧炳的《四声本草》中描述糯米可治痔疾："主痔疾，（糯米）以骆驼脂作煎饼服之，空腹与服。"唐代陈仕良的《食性本草》记载糯米可解芫菁毒："能行荣卫中血积。解芫菁毒。"

糯米不仅碳水化合物含量高，而且营养丰富，含有蛋白质、脂肪、糖类、钙、磷、铁、维生素 B_1、维生素 B_2、烟酸及淀粉等，为温补强壮食品。在食疗中，糯米具有补中益气、健脾养胃、止虚汗之功效，对脾胃虚寒、食欲不佳、腹胀腹泻有一定的缓解作用。此外，糯米有收涩作用，对尿频和盗汗有较好的食疗效果。一般人均可食用糯米，但是如果有发热、咳嗽、痰黄、黄疸、腹胀等症状在身，切记不要食用糯米。

【推荐食谱 1】

杜仲糯米酒

原料：杜仲、枸杞、当归各 50 克，糯米 20 克，白砂糖 50
克，白酒 500 毫升。

做法：1. 白酒中陆续加入杜仲、枸杞、当归、糯米和白砂糖；

2. 密封，放置于阴暗处，静置一个月，即可饮用。

【推荐食谱 2】

江米糕

原料：糯米 250 克，紫薯 1 个，蜜豆 150 克，白芝麻适量。

做法：1. 将白芝麻小火炒香，紫薯去皮切片蒸熟，用勺子压成
泥状；

2. 蜜豆放入料理机，搅打成蓉；糯米淘洗干净，用电饭
锅做成糯米饭，蒸好取出稍微凉一凉；

3. 取一个寿司卷，上面铺上保鲜膜，放上糯米饭，糯米
饭上再放一块保鲜膜，用擀面杖把糯米饭擀成圆饼状；

4. 去掉糯米圆饼上面的保鲜膜半面铺上紫薯泥，另半面
铺上蜜豆蓉；

5. 利用寿司卷定型，卷成糯米卷；

6. 去掉寿司卷和保鲜膜，把炒熟的芝麻撒在上面，均匀
地滚好沾满，切成小块，即可食用。

◎ 大枣

大枣，即红枣，富含营养物质，被誉为"百果之王"，自古就被奉为上等补品，起源于中国。在我国，大枣种植历史悠久，自古以来就与栗、桃、李、杏并列，合称为"五果"。民间亦有"一日吃仨枣，一辈子不显老"的说法。

中国古医学和古农学早就对大枣的营养价值、保健价值做了详细阐述。北魏贾思勰在《齐民要术》所论述的42种果品中，大枣位居榜首。明代李时珍的《本草纲目》这样评价大枣："熟则可食，干则可脯。丰俭可以济时，疾苦可以备药。辅助粒食，以养民生。"国家也将大枣列为药食同源植物中的首选食品。

另外，唐代《食疗本草》和《中华人民共和国药典》等医学名著也对大枣做了详细的介绍。总结起来就是，大枣性平味甘，无毒，具有补中益气、养胃健脾、养血壮神、润心肺、调营卫、生津液、悦颜色、通九窍、助十二经、解药毒、调和百药等功效。中医大夫经常采用大枣来医治脾胃虚弱、气血不正、大便稀烂、疲乏无力、津液亏损、心悸失眠和妇人脏躁等病症。经常吃大枣，有利于我们美容养颜、防癌抗癌、提高免疫力、保肝护肝和预防骨质疏松。

对女性朋友来讲，大枣具有特殊的养血安神和美容的作用，每天用3~5颗大枣泡水喝，具有养血美容的功效。

【推荐食谱1】

大枣养肝汤

原料：大枣 7 颗，开水 280 毫升。

做法：1. 用清水将大枣洗净，每颗枣用小刀划开，以利于营养成分溢出；

2. 用 280 毫升开水冲泡，加盖浸泡 8 小时以上；

3. 再加盖隔水蒸 1 小时，即可饮用。

【推荐食谱2】

姜椒大枣茶

原料：大枣 10 颗，生姜 25 克，花椒 9 克，红糖 30 克。

做法：1. 红枣洗净去核，姜去皮切成丝，花椒冲洗干净；

2. 将上述材料放进小锅内，加两碗清水；

3. 大火煮开水，小火煮至只剩一碗水；

4. 加入红糖，煮至融化，关火，即可饮用。

【推荐食谱 3】

大枣司康

原料： 高筋面粉 156 克，牛奶 75 克，大枣 30 克，黄油 38
克，全蛋液 20 克，盐 0.5 克，酵母粉 3 克，糖粉 20
克，黑芝麻少许。

做法： 1. 往牛奶内加入酵母粉拌匀，接着加入全蛋液（留少许
全蛋液备用）和糖粉搅拌均匀；

2. 将高筋面粉和盐混合均匀，加入切碎的黄油，用手搓
成屑状，将上述液体分两次加入；

3. 用手揉成光滑的面团，把揉好的面团擀成圆皮状，放
上事先切好的一半红枣碎，擀开然后对折起来，放上
剩余的红枣碎，再对折，擀成圆形；

4. 盖好保鲜膜，放入室温发酵至两倍大；发酵好后按
扁，切成 8 等份；

5. 将 8 份面饼摆入不粘烤盘，表面刷上全蛋液，撒上黑
芝麻；

6. 将其放入预热好的烤箱中，上下火 170 度，约烤 16
分钟，烤熟即可食用。

第 三 章

告别虚胖有绝招，
明星都在悄悄用的方法

明星也是人，只要搞清楚自己发胖的原因，

尤其是虚胖体质的你，找对方法减肥，

我们也可以像明星一样说瘦就瘦！

虚 胖

有一种减肥叫明星减肥：一周减掉 20 多斤；产后的 3 个月内，从体重巅峰时的 168 斤瘦到了 86 斤；从 130 斤直接减了 50 斤；50 岁的女明星生完女儿时还身材臃肿似大妈，减肥后和儿子一起穿潮牌宛若少女；47 岁的女艺人从"土肥圆"成功逆袭到马甲线女神……很多人不禁怀疑，难道女明星和我们不是同一个物种？其实，只要搞清楚自己发胖的原因，尤其是虚胖体质的你，找对方法减肥，我们也可以说瘦就瘦！

1

女明星暴瘦 14 斤的方法

　　某位备受观众喜爱的女演员既是娱乐圈响当当的"小吃货"，又是易胖体质的典型代表。这让她的减肥之路举步维艰，总是在为了拍戏减肥和抗拒不了美食诱惑而导致的体重反弹之间徘徊。

　　曾经，这位女演员刚刚拍完一部戏时，在微博晒出自己进剧组第一天和杀青那天的对比照，还喜滋滋地宣布自己瘦了 14 斤。两张照片简直判若两人，果然，减肥是最好的"整容"。

　　相信经历过减肥的朋友们应该都清楚，暴瘦 14 斤，说起来容易，背后却是不为人知的艰辛和强大的意志力，当然还有科学、健康、有效的方法。

◎ 想减肥，别过度节食

　　很多人所想到的减肥就是节食，甚至断食。有人连续几天不进食，只喝水，这位女演员就曾这样做过。在拍一部清宫戏的时候，记者探班采访，她说自己已经8天没吃饭了，前6天断食，除了喝水，什么都不吃，第7天吃了点儿蔬菜，第8天吃了点儿生菜沙拉，这样7天瘦了4斤。从体重上看，效果倒是立竿见影，但是这样做到底好不好，只有你自己的身体知道。这位女演员自己也说，劝大家不要用这种方法减肥，因为过程中很饿，走路都在飘，拍戏的时候，台词都没力气说了。

过度节食，减掉的只是身上的水分和肌肉，最该被减下去的脂肪却没有减下去，就算体重下去了，身材变瘦了，那也只是"假瘦"。一旦恢复饮食，你的身体会以更快的速度胖回去，甚至变得更胖。

想要减肥，告别虚胖，那就把三餐吃好，在满足基础代谢率的前提下，补齐身体所需的营养。三餐不落，多吃高蛋白食物、低热量的蔬菜和水果，食量控制在七八分饱，还要控制自己少吃碳水化合物并保持低油低盐的饮食习惯。这样做不仅健康有效，而且减肥的过程中也不会让你感觉那么痛苦。

◎ 从每周运动 3 次开始

如果你没什么运动基础，建议先从每周运动 3 次开始，每次30~40分钟，如果是做有氧运动的话，保持心率在130上下即可。千万不要急于求成，以为运动量越多、强度越大越好，那样做不仅有害身体健康，而且会让疲累削弱自己减肥的毅力。一个没有运动基础的身体需要慢慢适应运动。

当你觉得自己的身体已经适应了最初的运动节奏后，可以试着每周做 5~6 次运动，每次运动 1 小时左右。如果身体条件允许，可以在有氧运动之前再加 20 分钟的尢氧运动。

◎ 那些明星都在坚持的运动

所谓"管住嘴，迈开腿"，离开运动和饮食的减肥之说只是空中楼阁。在保证合理有效运动量的前提下，选择适合自己、自己喜欢的运动，可以达到事半功倍的效果。下面介绍几种明星都在做的运动减肥方法。

让燃脂变轻松的 Zumba　　推荐指数☆☆☆☆☆

很多女明生就是长时间练自己喜欢的 Zumba，才一直保持着令人艳羡的身材的。Zumba 的中文名字叫"尊巴"，是由舞蹈演变而来的一种健身方式，将音乐、动感易学的动作和间歇有氧运动融合在一起，对减肥有极佳的效果。练 1 小时的尊巴，会消耗 700 多卡路里热量，每次练完后都会大汗淋漓。除此之外，尊巴动作简单，就算是没有任何舞蹈基础的人也能轻松练起来。运动专家还指出，尊巴运动有利于心肺功能，对关节损伤较小，所以任何年龄层的人都可以通过练习尊巴来减肥。

超模都在用的平衡板　推荐指数☆☆☆☆

借助健身器材可以使我们的运动更简单。某超模就喜欢用平衡板健身，在上面跨步站立或者弓步站立，据她本人说，踩一会儿就出汗了，因为要动用全身力量来平衡身体，就连腹肌也能锻炼到。除了平衡板，还有美国某著名女演员练的 BOSU 球，都是一种通过踩踏维持平衡，从而达到锻炼心肺和腹肌，并提高身体灵活性的目的。这种锻炼方式在欧美很流行，健身平衡板也一度成为美国亚马逊 Sports & Outdoors 品类的爆款。夏天天气热，不喜欢出门运动的朋友们，可以用平衡板或 BOSU 球练起来。

轻轻松松的倒立健身法　推荐指数☆☆☆☆

倒立健身法，也就是我们常说的"拿大顶"，很多明星经常用这种方式舒缓身体。其实，倒立健身法的历史悠久，早在 1000 多年前，我国古代医学家华佗就曾用此法治病健身，并取得了神奇效果。在他创编的五禽戏中的猿戏中，就有倒立的动作。首先在墙边站直身体，一侧屈膝，双手碰到地面；然后将头部着地，另一条腿向后伸直使两腿并拢，两条腿慢慢靠向墙壁并保持一段时间。休息一会，再重复几组就可以达到很好的训练效果。这个动作非常适合不能剧烈运动的朋友，也非常适合自己在家练习。

塑形健身的力量训练　推荐指数☆☆☆

力量训练有个好处，就是既可以减脂，又可以塑型。著名演员和超模都会通过力量训练来塑造自己身体的优美线条的。力量训练既可以锻炼到全身的肌肉，又可以减脂，算是比较科学健康的运动方式。需要注意的是，力量训练是比较专业的训练，需要专业人士的指导和保护，否则很容易受伤。

高强度燃脂的高温瑜伽　　推荐指数 ☆

理论上来说，高温瑜伽并不能直接减肥，但是某女艺人就靠高温瑜伽在 10 天内就减了 8 斤。如今已被证实的是，高温瑜伽可以锻炼心肺能力、增加肌肉含量，累计练习一段时间后，高温瑜伽可以配合有氧运动快速减肥。需要注意的是，高温瑜伽需要专业的场所和专业的老师指导，朋友们切勿自行练习。

其实明星们也不是说瘦就能瘦的，他们也付出了超乎我们想象的或者常人难以坚持的努力，不管是在饮食上，还是运动上。所以，别再贪吃懒动了，上面这些告别虚胖的妙招已经足够了，想要变瘦的你，快点学起来！

2

多拍手能补气

清晨，我们在公园散步，经常能看到有老人在拍手养生。很多年轻人不屑于做这种动作，要么觉得老年人迷信，要么觉得做这种动作显得自己很落伍。曾经看过一个访谈节目，酷爱养生的某艺人向大家展示自己常做的锻炼动作，里面就有一个类似老年人的拍手动作，还被大家开玩笑说："那是老年人动作。"

千万不要小看简单的拍手动作。中医认为，手是阳气的大本营，脚是阴气的大本营。拍手的主要功能就是补阳气。所谓"十指连心"，我们的手掌连着全身的脏腑器官，用力拍手可以刺激手掌上各个脏腑器官对应的反射区，震动阳气，推动全身气的运行。

老年人之所以经常在清晨拍手，是因为太阳刚刚升起的时候，正是天地间的阳气开始生发，并慢慢积累的时刻。旭日升起，人体内的阳气也开始生发，以人配天，此时拍手可以促进阳气的生发，有利于全身之气的运行。因此，中医认为，拍手对于治疗或缓解一切急、慢性病，如感冒、全身关节酸痛、手脚冰冷、肥胖、血压过高或过低、糖尿病、肝病、胃病等具有一定的帮助。

身体虚胖的朋友大都气虚，常常拍手能生发阳气，促使体内瘀阻的气流动起来，从而带动新陈代谢，将体内的代谢垃圾及脂肪排出去，同时还能排出瘀积在体内的污秽之气，令整个人变得清爽起来。

拍手的作用虽然不至于像清晨公园里老年人们喊的"浑身通畅，百病不生"那么大，但是经常拍手对养生保健还是有很大好处的。下面向大家介绍五种拍手的方法。

首先切记，拍手的时候，动作要缓慢，要有节奏，力度适中，以每次连拍30下为宜，一组动作15~20分钟。

（1）拍手心。

手心对应穴位区：消化系统。

适宜人群：有脘腹胀满、腹痛腹泻、打嗝反酸等脾胃不和症状的朋友。

拍法：将两手十指伸直张开，手心相对，两手相合拍打手心100次，以微微发红、发热为度。拍完搓一搓手心，可加快局部血液循环及产热。

（2）拍手背。

手背对应穴位区：整个脊柱，包括颈、胸、腰、骶椎。

适宜人群：有颈椎病、腰椎病等脊柱不好的朋友。

拍法：将两手伸直张开，手背相对，两手相合拍打手背，或用一手手心拍打另一手手背，重复100次，以手背微红、微热为度。

（3）拍掌根。

掌根对应穴位区：泌尿生殖系统，包括肾、输尿管、卵巢、子宫、前列腺等。

适宜人群：泌尿生殖系统有问题的朋友。

拍法：将两手向上翘，手心相对，露出掌根，或将两手十指相扣，掌根相对。两手掌根相合拍击100次，以掌根微痛、能够忍受为度。

（4）十指互叩。

十指对应穴位区：指根到指尖分别对应着肩、肘、腕及髋、膝、踝。

适宜人群：有关节炎、关节疼痛等关节疾病的朋友。

拍法：两手十指相对，一手的五指分别与另一手的五指叩击100次，以指尖微痛、微胀为度。

（5）虎口对击。

虎口对应穴位区：左手虎口对应脾，右手虎口对应肝。

适宜人群：肝郁脾虚、肝脾不和的朋友，或者有胁肋胀痛（恼怒、抑郁时严重）、脘腹胀满、食少没胃口、排便不爽等症状的朋友。

拍法：两手拇指、食指张开，虎口交叉轻轻接触，再相互对击100次。

◎ 拍手的注意事项

（1）对于身体健康的朋友，平时没事做的时候也可以拍拍手，这样不仅可以疏通经络、补阳气，而且可以对一些急慢性疾病起到预防作用。

（2）注意不要在刚吃饱饭后练习，否则会影响食物消化，要想练习，至少等到饭后半小时才可以。当然，如果是没吃饱的情况下，饭后练习拍手动作也是可以的。

（3）处于孕期或经期的女性朋友最好不要做拍手的练习。

（4）老年人如果身体虚弱、两脚无力，坐着拍手的话，两脚不动，就会导致过多的气血被灌注到双手，双脚会更加无力。所以在练习拍手疗法时最好边走边拍，或边拍边踏步，做到手脚并用，效果才更佳。

（5）拍手时声音较大，为了避免打扰到别人，一定要找一个相对空旷的地方练习。

（6）进行拍手练习前后可以配合着适当喝些温开水或新鲜果汁。

3

睡前两小时少喝水

一天之中，你大概都是在什么时间喝水？大部分人都没有确定的答案，因为我们都是感到口渴了才喝水。有时候可能忙了一天都没顾得上喝几口水，等到了下班时间也已经到了饭点了，比起喝水，我们通常会优先选择吃饭。吃完饭，再利用难得的闲暇时光看看手机，结果倒好的水又忘了喝，不知不觉，就到了快要入睡的时刻了，口渴的感觉突然爆发，于是有人抱起水杯，"咕咚咕咚"一顿豪饮，灌完水，感觉全身每个细胞都喝饱了水，带着心满意足的心情入睡了。

后果就是，第二天照镜子的时候，你看到了一个浮肿的自己，本来就虚胖的身体似乎又大了一号，然而自己并没有吃多……

如果你不想让自己虚胖的身体更加浮肿，那就要做到这一点：睡前两小时尽量少喝水。

从中医的角度看，睡前两小时喝水引起浮肿的原因有两个：一是本身体质容易浮肿，在睡眠中代谢不好或者排水不利，第二天醒来就会浮肿；二是喝水方式不对，一下子牛饮白开水解渴，就容易发生浮肿。

虚胖的人本来就有浮肿的情况，为了避免浮肿加重，在睡前的两小时里要尽量少喝水。如果实在口渴想喝水，可以在睡前30分钟饮用少量的水，一般控制在200毫升以内为宜，且喝水的时候，要一口一口地慢慢喝。你也可以先在嘴里含一口水，然后再分几口慢慢咽下去。这样喝水有助于身体吸收水分，第二天醒来脸部或身体就不会浮肿了。

其实，水是人体新陈代谢最重要的物质之一，睡前可以适度补充100~200毫升水分，只要喝水的量不要太多且方式正确，就不会导致浮肿。

除了导致浮肿，睡前喝太多水还会影响睡眠质量。因为水喝多了，夜里起夜排尿的次数就多，进一步就会影响睡眠。而且反复地起夜会严重影响睡眠质量。为了避免降低睡眠质量，我们也应该注意睡前两小时少喝水。除了喝水，我们也可以在睡前喝适量的牛奶，与水相比，牛奶不仅引起浮肿的概率小，而且对睡眠也大有好处。

为了避免出现文中开头的那种状况，白天的工作再繁忙，也不要忘记喝水，该给身体补充水分的时候就要及时补上。我们可以根据自己的身体及日常活动情况，给自己设置一个喝水行程表，提醒自己记得喝水。

一天的喝水行程表

6：30	整夜沉睡未补充水分，身体开始缺水，早上起床之后，先喝250毫升温开水，可以帮助肾脏及肝脏解毒
8：30	清晨，从起床到走进办公室的这一过程，时间总是非常紧凑，情绪也较紧张兴奋，无形之中身体就会出现脱水现象。所以，到办公室后，别急着泡咖啡，先给自己倒一杯至少250毫升的温开水。注意，不要喝凉水或冰水，凉水或冰水伤脾胃，也不利于身体吸收水分
10：30	在空调房里工作了一段时间后，一定要找时间起身动动，同时给自己补充一天内的第三杯水，既能给身体补上流失的水分，也能缓解紧张的情绪
13：00	午餐结束30分钟后、开始下午的工作之前，先给自己补充一天中的第四杯水，这样有利于身体消化吸收食物
15：30	下午茶时间少喝咖啡、奶茶或其他提神饮料，喝一杯温开水
18：00	下班离开办公室前，再喝一杯水，缓解饥饿感，以防吃晚餐时暴饮暴食
22：00	睡前1小时或30分钟，喝100~200毫升的水，注意使用正确的喝水方式

正常人每天大约需要8杯水，如果按一杯水200毫升左右来计算的话，8杯水差不多是1.6升，正好满足人体一天生命活动所需的水分。不过这也要依据个人身体情况和日常活动量而定。

最后，请记住，睡前两小时少喝水！不是不能喝，而是要少喝，要一口一口慢慢地喝。这样既能满足身体的需要，又能保证自己的身材不因睡前喝水而浮肿，何乐而不为呢？

4

叩齿提肛祛除虚寒

如果你和一个身体肥胖的人握手，即使在夏天，也感觉他的手凉凉的，那么这个人一定是虚胖体质。因为虚胖的朋友，尤其是虚胖体质的女性朋友，总是怕寒畏冷，一年四季手脚冰凉，穿衣服也总比别人多穿一点。

中医理论认为，一般情况下，经常怕冷以及四肢不温的症状表现是由内寒引起的。内寒是阳气不足所产生的。《黄帝内经》讲"诸寒收引，皆属于肾"，我们一身的阳气根于肾，因此，虚寒主要是由肾阳不足所导致的。

经常做叩齿的动作可以强肾固精，有益肾、坚肾之功效。提肛则是最简单的补肾壮阳运动，可以升提阳气、通经活络、温煦五脏。将叩齿、提肛两个动作结合到一起，更能取得温补肾阳、祛除虚寒的效果。

◎ 叩齿吞津

药王孙思邈曾在他的《千金要方》中详细记载，曹操向养生大师皇甫隆求教"何以能年出百岁而体力不衰，耳聪目明，颜色和悦"，皇甫隆在回信中强调："当朝朝服食玉泉，琢齿，使人丁壮，有颜色，去三虫而坚齿。玉泉者，口中唾也，朝旦未起，早漱津令满口乃吞之，琢齿二七遍，名曰炼精。"我国历史上最长寿的皇帝乾隆，在他的"养生十常"中也有"齿常叩"和"津常咽"的说法。

叩齿，简单而言，就是空口咬牙。中医理论认为，肾"主骨生髓"，而"齿为骨之余"，所以叩齿才有强肾固精的功效。现代医学认为，这种方法可以增加牙齿的自洁能力，还可以增强牙体。

津液，也就是我们现代人常说的"口水"，中医认为，这是肾的液体。关于吞津，自古以来，我国中医就有"津液乃人之精气所化"的记载，也有"留得一分津液，便有一分生机"的说法，可见津液的重要性。

◎ 提肛

中医把"提肛"称为"撮谷道"。肛门处于人体经络的督脉处，而督脉为"阳脉之海"，具有调节全身诸阳经气的作用。中医认为，经常进行提肛运动可提升阳气、气归丹田、温煦五脏，从而达到补肾固涩、延年益寿的目的。现代医学也认为，提肛运动可以增强肛门括约肌功能，加速静脉血回流，有助于预防痔疮和便秘。

◎ 叩齿提肛法

叩齿提肛法是我国古代经典养生秘诀之一，随着长时间的演变和推进，叩齿提肛法被总结成一个方法、两个步骤，做起来非常简单，体内有虚寒的朋友们不妨根据下面的方法和步骤试一试。

（1）准备动作。

身体放松，两脚分开，与肩同宽，足尖内斜，两手重叠扶于丹田，牙关咬紧，舌尖顶上颚，双目微闭。

（2）叩齿提肛，足跟离地。

提肛要快，提起后停顿 3 秒，再慢慢放下，重复 3 次，通常口腔中津液就会自然来。如若 3 次不来，则提肛 8~9 次，直至津液来。

（3）吞津。

吞津就是将津液分 3 小口下咽。心脏不好的朋友第一口可多咽；胃不好的朋友第二口可多咽；肾脏不好的朋友，第三口可多咽。

叩齿时要舌顶上腭，同时提肛 3~5 秒，这时嘴里就会有唾液产生。一定要做到快提慢放。唾液产生后，就要吞津了。一节叩齿提肛法要求叩齿提肛 3 次，吞津咽液 3 次。三叩、三提、三咽为一节，36 节为一组，一共重复 108 次。如果是初次练习，一定不要纠结"每天到底做几组"，你完全可以根据自己的身体情况，量力而为。

如果叩齿提肛做了 3 次却没有唾液，那就喝点水。

叩齿提肛法简单又实用，在任何场合、任何时间都可以做。等车时、看书时、看电视时，做做叩齿提肛动作，打发时间倒是其次，关键是可以温补肾阳、祛除虚寒，轻轻松松改善虚胖体质，健康减肥做起来！

5

多吃利尿消肿的食物

虚胖、水肿的女性朋友的确比别人更容易发胖，说"喝凉水都胖"绝对不夸张。她们往往肢体乏力，慵懒无神，皮肤松弛没弹性，四肢浮肿，舌头边缘有齿印。这都是体内湿气重的表现。

中医认为，脾主运化水湿，脾功能不足，体内水湿运化不畅，体内水分无法正常代谢，都滞留在体内，加重身体的湿气，造成身体的浮肿和虚胖。要祛湿，当然要先健脾，除此之外，多吃利尿消肿的食物，也能够清除体内的湿气，排除多余的水分，达到改善虚胖体质和减肥目的。

在我们平时常吃的食物中，红豆薏米茶、莲藕、冬瓜、西瓜、苦瓜等都是利尿消肿的食物，下面为大家介绍一下利尿消肿效果特别好的几种食物。

◎ 红豆薏米茶

红豆薏米茶可以说是网红养生茶了，某女明星曾在一个访谈节目中提到，自己产后每天用红豆薏米煮的水代替水来喝，一周就能瘦4~5斤。

红豆中淀粉含量比较高，而且含有丰富的 B 族维生素和蛋白质，经常吃红豆不仅能够起到消肿的作用，还能促进新陈代谢；薏米中也含有丰富的蛋白质和维生素，除此之外，还含有钾、钙、铁等元素，而且薏米比大米的热量低，所以是非常适合减肥期间吃的食物。尤其在夏季，可以多吃一些，减肥、祛湿的效果更好。

需要特别注意的是，"多喝"不代表可以无节制地喝，过量地喝红豆薏米茶会给我们的消化系统造成负担，因此，要注意每日饮用红豆薏米茶不要超过 1 升。

此外，红豆薏米茶是通过祛除体内湿气的方法来实现减肥的，并非喝一两次就能见到效果。需要长时间地坚持，才能达到调理身体、利尿消肿、减肥的目的。

◎ 冬瓜

说到冬瓜，可能有人会想到夏天我们常喝的冬瓜茶。冬瓜茶可以清热解毒、生津止渴、清肝明目，最重要的是，冬瓜茶被视为最佳的解燥消肿养生茶，具有美白、祛斑、降燥、祛水肿的功效。

冬瓜茶的这些功效主要来自冬瓜，冬瓜味甘、淡，性凉，入肺、大肠、膀胱经，具有清热利水、消肿解毒、生津除烦的功效。其利水作用较强，将冬瓜煮成少盐的汤，效果、口感俱佳，容易水肿的人经常吃可以祛水肿。下面向大家介绍一款冬瓜薏米排骨汤和冬瓜茶的做法。

冬瓜薏米排骨汤的做法

原料：冬瓜 400 克，薏米 50~100 克，排骨 1 千克，料酒适量，姜片适量，盐适量，白胡椒粉适量。

做法：1. 将以上食材准备好，冬瓜洗净，切片；排骨加凉水，浸泡 1~2 小时，确保水没过排骨，然后焯水，去腥、去血水；

2. 捞出焯水后的排骨，放进准备炖汤的锅，加入凉水或者开水，没过排骨，加姜片适量，料酒适量，食盐适量，中小火，炖 45~50 分钟；

3. 在差不多 45 分钟的时候，加入薏米，继续小火炖煮 30 分钟左右；

4. 在 75~80 分钟时加入切好的冬瓜片，炖煮 15 分钟左右；

5. 加入白胡椒适量，还可根据口味加入适量食盐，大火煮开即可。

冬瓜茶的做法

原料： 芋香冬瓜一个，台湾黑糖 400~500 克。

做法： 1. 将整只芋香冬瓜洗干净，然后切小块，连皮带籽放入一口无水无油的锅中；

2. 在锅里加入台湾黑糖，拌匀，静置 2~3 小时，中间不定时搅拌，等待冬瓜出水；

3. 将锅放在炉子上，开火，煮沸；然后转小火，炖煮 2~3 小时，中间注意搅拌，以免糊锅；

4. 煮好后，用滤网把渣渣滤掉，冬瓜茶即成。

◎ 西瓜

西瓜味甘，性寒，入心、胃、膀胱经，具有清热解暑、除烦止渴、利尿的功效。生吃即可起效，既适用于夏日保健，又可用于急、慢性肾炎及高血压的辅助治疗。如果把西瓜皮留着，熬汤喝效果更佳。下面给大家介绍一款无油、清新消暑的西瓜皮汤。

西瓜皮汤的做法

原料： 西瓜皮、盐适量、小葱少许。

做法： 1. 西瓜吃完，去青皮、红瓤，洗净后切均匀的薄片；

2. 烧一锅水，水沸后下西瓜皮，再次煮沸后小火煮 10 分钟左右，调入少许食盐；

3. 起锅，撒少许葱花点缀即可。

◎ 绿豆

绿豆味甘，性凉，入心、胃经，具有清热解毒、清暑利尿的功效。绿豆利尿消肿最简单的做法是煮绿豆汤，但是要注意，不要加糖，因为加糖会降低绿豆清热祛湿的功效。除了绿豆汤，绿豆还可以搭配其他食材煮汤，也有利尿消肿的作用。下面为大家介绍一款绿豆猪肝汤。

绿豆猪肝汤的做法

原料：绿豆 1 碗，大米 1 碗，猪肝适量。

做法：1. 先将绿豆和大米淘洗干净，再加入适量的水煮；

2. 等到粥熟之后，加入洗净、切碎的猪肝继续煮；

3. 煮到猪肝熟透即可。

◎ 芹菜

芹菜是老百姓饭桌上常见的食物，具有清肝利水的作用，经常食用可以刺激身体排毒，进而起到减肥的作用。另外，芹菜含有利尿的有效成分，能消除体内水钠潴留，利尿消肿。有研究认为芹菜对治疗乳糜尿有较好的效果。芹菜煮汤或直接打汁喝，利尿效果会更好。下面为大家介绍一款绿豆芹菜汤。

绿豆芹菜汤的做法

原料： 绿豆 50 克，芹菜 50 克，鸡蛋 1 个，盐适量。

做法： 1. 绿豆洗净，用清水浸泡 2 小时，拣去杂质；

2. 芹菜择去叶，洗净切段；鸡蛋取蛋清，打散；将绿豆、芹菜放搅拌机内，加适量清水，搅成泥；

3. 锅中放两碗清水煮沸，倒入绿豆芹菜泥搅匀，煮沸后倒入鸡蛋清推匀，放入适量盐调味即成。

第 四 章

一年四季保持
好身材的诀窍

我们的身体在不同的季节有不同的状态，

不管是实胖还是虚胖，

只要了解每个季节的减肥误区，

我们就可以做到一年四季保持好身材。

虚 胖

有很多女性朋友一到夏天就容易变瘦，可到了秋天，明明保持着相同的饮食习惯，原本瘦下去的肉肉却又长了回去。原因是我们的身体在不同的季节有不同的状态。也有很多虚胖的朋友，一年365 天都绷紧了减肥的神经，竭尽全力地减肥，效果仍是微乎其微。其实，不管你是实胖还是虚胖，只要了解每个季节的减肥误区，我们就可以做到一年四季保持好身材。

1
春季的减肥误区

人们常说："春天不减肥，夏天徒伤悲。"春天来临时，气温回暖，人们都换上了薄薄的单衣，藏了一整个冬天的"乖乖肉"呼之欲出，为了夏天能穿上美美的裙子，各位女性朋友们便纷纷将减肥计划排上日程。关于减肥，方法很重要，要想健康有效地减肥，就要避开春季的减肥误区，让自己又有效又健康地减肥，才能真正改善虚胖体质，也不辜负这短暂又美丽的春光。

◎ 误区一：只吃水果和蔬菜

很多人觉得，冬天吃了太多大鱼大肉和油水过多的东西，于是到了春天，为了减肥，就只吃热量较低的水果和蔬菜。这样的想法听起来似乎很有道理，但却是减肥的一大误区。有研究数据表明，当我们只是多吃蔬菜和水果，而没有伴随其他行为上的改变时，其结果更可能是体重不变，甚至增加。

尤其对于虚胖的朋友，产生虚胖体质的原因多是脾胃虚弱，虽然饮食清淡为宜，但是只吃蔬菜和水果并不好，特别是有些水果属于凉性食物，长期吃下去，只会更伤脾胃。而且，水果和蔬菜的饱腹感不强，除非吃很多，然而摄入太多的水果和蔬菜，又不能起到减肥效果。

水果和蔬菜是低热量食物，虽然它们含有丰富的营养，但是并不能完全取代主食、肉蛋类或奶类食物。蔬菜和水果中缺乏蛋白质，无法提供人体需要的各种氨基酸，如果长期只吃水果和蔬菜，身体就会去分解肌肉，以获得足够的氨基酸。肌肉含量降低，整个身体的新陈代谢水平就会下降，代谢脂肪的能力就更差了。而且吃进去的东西消耗不了，堆积起来反过来又会增加身体的脂肪，这就是很多人只吃水果和蔬菜，结果却不瘦反胖的原因。

从中医的角度讲，春天是万物生长发育的季节，正是肝胆之气生发的时候，我们应该吃一些具有生发性、味道偏于辛辣的食物，以鼓舞肝胆之气，化解冬天储藏的能量，并使其发散到体表，为人的体力和脑力活动提供充沛的能量。除此之外，我们还应该避免吃或喝酸寒的食物，而水果大多属酸或甘味，酸味入肝，因此，多吃水果不利于春天阳气的生发和肝气的疏泄。

春天我们应该多吃香椿芽、蒜苗、豆芽、榆钱等应季的蔬菜，还应该在吃菜的时候多放一些辛辣、芳香、发散的调料，如大蒜、大葱、姜等。

◎ 误区二：坚持晨练不能停

《黄帝内经》上说："春三月，此谓发陈。天地俱生，万物以荣。夜卧早起，广步于庭，被发缓形，以使志生；生而勿杀，予而勿夺，赏而勿罚。此春气之应，养生之道也。逆之则伤肝，夏为寒变，奉长者少。"意思是说，春季的三个月，是万物生长发育推陈出新之时，万物欣欣向荣。应晚睡早起，在庭院中缓缓散步，披散开头发，舒松衣带让形体舒展，使自己精神愉快，胸怀顺畅。不要随便违逆春天赋予人的生发之气，若违背了这个道理，就要伤及肝气，夏季就会发生寒性病变。

运动可以提高身体的新陈代谢水平，逐步改善虚胖体质。于是，春天一到，很多虚胖的朋友开始坚持每天"闻鸡起舞"，进行身体锻炼。对于虚胖的人，早起是很好，但内经中说的是"缓缓散步"而非跑步之类的剧烈运动。其实，傍晚比早晨更适合我们运动。因为傍晚时，人的心跳和血压最平衡，早晨温度低，是心血管疾病的好发时刻；在春季，一天中的最低气温一般出现在凌晨5点左右，此时室内外温差比较大，更容易引发关节疼痛及胃痛等症状，且对燃烧脂肪助益不大。

从另一个方面讲，晨练的运动量不好控制，运动量过大会影响一天的工作和生活，运动量过少又达不到减肥的目的。选在傍晚时锻炼，就能很好地把控运动量，还可以消耗掉一整天摄取的能量，尤其是晚饭所积蓄的能量，避免了睡觉时晚饭的能量还没消耗完的情况。

◎ 误区三：运动强度越大，减肥效果越好

秋冬季节贴了厚厚的膘，囤积了不少脂肪，春天一到，很多人便迫不及待地进行高强度运动，以达到减肥的效果。其实不然，减肥的初衷是好的，但是具体还要结合自己的身体情况，尤其对于虚胖的朋友，并非运动强度越大，减肥效果越好。

剧烈运动容易产生乳酸堆积，乳酸堆积会让我们感觉疲劳，还有可能引发肌腱和肌肉拉伤。对于身体条件不好或者运动基础不强的朋友，剧烈运动更不可行，严重的情况下，甚至可能发生猝死的情况。

在充分了解自己的肥胖是虚胖的情况下，你可以采取有氧运动的方式来减肥。因为有氧运动的特点是强度小，持续时间长，可以使体内的糖分在充足氧气的条件下分解，还可以消耗体内的脂肪。至于运动强度，春天里做运动应该注意不要太剧烈，运动强度控制在不出汗或微出汗的程度就好。

2

夏季的减肥误区

夏天气温高，人体新陈代谢的速度快，脂肪燃烧的速度是冬季的 3 倍，有的人不用刻意减肥都能瘦下来。所以，夏季被称为减肥瘦身的黄金期，虚胖的朋友更不可能让自己错过这一减肥黄金期。如果你在夏季明明努力减肥了，却毫无效果，甚至更胖了，也许是你没有绕开那些夏季减肥的误区。

◎ 误区一：出汗越多，减肥效果越好

我们运动的时候都会出汗，那是身体内的能量正在被消耗的表现。对于虚胖的朋友，出汗还能起到调整体内水分代谢的作用。于是，很多虚胖的朋友以为，运动的时候出汗越多，减肥效果就越好，然而事实并非如此。

我们运动的时候之所以出汗，是因为运动的时候，身体新陈代谢会加快，产生更多的热量和代谢物、水和二氧化碳，身体通过出

汗的方式散发出多余的热量，从而保持正常的体温。至于运动后由于出汗多而引起的体重减轻现象，那只是暂时的，减轻的是身体内的水分，并非脂肪，运动后经过补水，体重又会恢复正常。而且大量出汗过后，我们一定要及时补水，否则就会发生脱水的情况。

一般来说，我们的减肥运动无非就是两种：有氧运动和无氧运动。有氧运动包括游泳、慢跑、打球、跳舞、骑脚踏车等，作用是增强心肺功能；无氧运动则包括重力训练、平板支撑、仰卧起坐等，其作用主要是锻炼肌肉耐力。无论单独进行哪一种运动，其减肥效果都不理想，只有将有氧和无氧运动结合起来，有规律地交错进行，才可以有效地辅助减肥，达到燃脂瘦身的效果。

◎ 误区二：酸奶是减肥圣品

在大众的认知中，如果吃得太饱，可以来杯酸奶，酸甜爽口，还能促进消化，防止长胖。在虚胖的朋友的认知中，酸奶可以促进消化，改善肠胃功能，能减肥且对身体益处多多。然而事实却是，这样减肥，结局只能让你大失所望。

如果你留心看酸奶包装盒或包装袋上的配料和营养成分表，就会发现，酸奶中的糖分含量其实特别高，配料中明确写着白砂糖和各种代糖，1 盒普通酸奶的营养成分表显示的碳水化合物含量可以达到 15 克左右，这就是我们喝的酸奶通常甜到爆表的原因。要知道，在国外，酸奶可是被称为 Sugar-Packed Snack，意思就是"糖分爆炸的零食"。

别再相信所谓的"酸奶低糖低脂"的说法，减肥的朋友在购买酸奶的时候，一定要注意看酸奶的配料和营养成分表，如果有白砂糖和各种代糖的，最好不要买。可以选购营养成分表中碳水化合物含量在5克左右的酸奶，这是市面上碳水化合物含量相对较低的酸奶。有条件的话还可以自己做酸奶，可能口感不如市售酸奶好，但起码可以做到糖类零添加。自己制作酸奶时需要特别注意，一定要彻底杀菌，否则有害细菌可能会对我们的健康造成威胁。

◎ 误区三：保鲜膜减肥法

所谓的保鲜膜减肥法，就是运动的时候，在腰腹上、腿上、胳膊上都裹一层保鲜膜，这样可以加速身体升温、加速出汗，从而达到加速减肥的目的。有很多虚胖的朋友迷信这种减肥方式，但其实这种做法说白了就是纯唬人的，用保鲜膜裹住身体，只是通过妨碍体表散热的方式升高体温，造成局部温度增高、排汗增多的情况，但这只是多排出了体内的水分，脂肪的消耗其实微乎其微。保鲜膜裹的频率高、时间久的话，还容易引起湿疹、毛囊炎等皮肤病。此外，保鲜膜本身是化学制品，是否会对身体造成其他潜在的危害，这一点也尚未可知。

奉劝往身上裹保鲜膜的朋友们快快收手，就算你把自己裹成了木乃伊，也不会快速瘦下来。减肥是一项需要长期坚持的活动，要循序渐进地进行，与其束手束脚地运动，不如放开手脚，让身体自由呼吸。注意饮食，坚持合理的运动，你一定能瘦下来。

3

秋季的减肥误区

到了秋季，天气转冷，在这个人人贴秋膘的季节，面对美食的诱惑，没有几个人能稳如泰山，不为所动。然而，如果你想保持健康、改善虚胖体质或者拥有美丽的身材，减肥事业还是要继续坚持到底的。学会避开秋季的减肥误区，别让自己的努力变成徒劳。

◎ 误区一：为了吃得更多而增加运动量

按照民间的说法，经历了体重减轻的"苦夏"，从立秋开始要"贴秋膘"了，而"贴秋膘"的首选就是以肉贴膘。虚胖体质的朋友本来就喜吃肥甘厚腻，各种白切肉、红烧肉、炖鸡、炖鸭、炖鱼、肉馅饺子等被端上餐桌，光看着就叫人流口水，吃起来更是越吃越香，一不小心就吃多了。于是，有人为了可以多吃一点便增加了自己的运动量。

真正想减肥的话，嘴要管好，腿要迈开，不能把增加运动量、延长运动时间当作放任自己的嘴、过量饮食的借口。何况，我们还有减肥"七分靠吃，三分靠练"的说法。一味地增加运动量只会让我们的身体因过度运动而透支，长此以往，身体根本就没有从过度运动中恢复过来的时间，这个时候，再多吃是一定会发胖的。

◎ 误区二：多吃辛辣食物减肥

很多朋友爱吃辣椒，尤其在秋冬季节，适量吃些辣椒不仅能帮助我们的身体驱走寒冷，还兼具促进虚胖体质的人祛湿、降脂减肥的功效。因为辣椒所含的辣椒素能刺激机体产热出汗，加速能量消耗，促进脂肪燃烧，从而有利于减肥。既然吃辣椒能促进脂肪燃烧，那吃更多辣椒就会有更好的减肥效果吗？

事实上，并非每种体质的人都适合吃辣，也并非随便什么人吃了辣椒都能起到减肥的效果。辣椒的减肥作用没有我们想象的那么大，而且过度吃辣还会刺激胃黏膜，容易引起胃出血、胃溃疡等疾病，大大影响胃肠道功能，加重虚胖体质。此外，过度吃辣还会使皮肤变得粗糙，引发长痘、暗疮等皮肤问题。

◎ 误区三：局部减肥可行

减肥并没有局部减肥和整体减肥之分。局部锻炼可以增强肌肉力量，但并不等同于局部有效减脂。人体是一个完整的有机体，牵一发而动全身，因此，虚胖的朋友想要单独胖哪儿、瘦哪儿是不可能的。

脂肪的消耗和分配源自于中枢神经系统和内分泌系统的共同调节，这种调节是全身性的，通过全身的血液循环来实现。我们可以通过运动锻炼的方式，促进机体内部的血液循环和新陈代谢，这是全身性的减肥。

美国坦普尔大学肥胖研究与教育中心主任加里·福斯特（Gary Foster）曾说："人们总幻想局部减肥，其实是不可能的。脂肪只能全身成比例地缩减，身材也是在原本的基础上变瘦。"同时福斯特还指出，普遍来说，基因或激素水平决定身材。所以，如果你想减肥，就必须得明白，身上的肥肉是可以减掉的，但是你的体型并不会改变。

4

冬季的减肥误区

对于身体虚胖的朋友，减肥这件事永远是一朵常开不败的花，无论何时、何地，减肥之心永不磨灭。然而到了一年之中最寒冷的冬天，外出运动这件事变得更难，饮食控制也更加考验毅力。冬天减肥都已经这么难了，及时绕开减肥误区才是明智之举。

◎ 误区一：减肥药减肥效果立竿见影

很多人的减肥思路是这样的：既然冬天会忍不住多吃，外面太冷，也不想出去运动，那不如来几片减肥药吃一吃，轻松享"瘦"岂不是更好？而且，对于虚胖体质的朋友，减肥药的效果一般都很好，于是开始像个小白鼠一样，从国内减肥产品到国外减肥产品各种试吃，最后得到的结论是：任何减肥药都是在牺牲健康的前提下让你瘦下去的，只是不良反应不一样而已，而且容易反弹。

要记住，减肥瘦身并非一日之功，也绝不是轻轻松松吃几粒减肥药就能达到效果的。有的减肥药确实能让你月瘦 5 斤，但再往后吃，效果通常越来越不显著，相反，它的不良反应却很明显：便秘、脱发、抑郁、头晕、身体虚弱……为了减那么区区几斤体重，损耗自己本来健康的身体，你真的觉得值得吗？

◎ 误区二：晨练代替早餐

现代人常说："早起毁一天。"尤其是在寒风瑟瑟的冬天，我们总是伏在温暖的被窝，迟迟不愿起床。虚胖体质的人，起床困难症更突出。清晨的时间短暂且有限，早上又想要起来运动、又想要吃早餐，两者兼顾是不可能了，所以，有的朋友认为，省去早餐，坚持晨练，用晨练代替早餐，不仅减少了摄入的食物量，还做了运动，减肥一定有效。

如果你也认为这很有道理，奉劝你千万不要被误导。美国国家医学图书馆（NLM）网站上发表的一篇文章，就对早餐与肥胖问题进行了研究，研究者找了 20~60 岁不等的 23 名参与者，把他们分为两组，进行了长达 6 周的实验。一组参与者在实验期间按时吃早餐，另一组则不吃早餐。实验结果表明，按时吃早餐的人在早上的耗能相对较大，而禁食早餐的人通常会在其他时候摄入更多的能量，所以，两组成员摄入食物的总能量并没有明显区别，体重也没有明显差异。

如果你想在早晨运动，那就必须吃早餐，因为这是维持体力的重要能量来源。在运动前，你可以先吃些葡萄干等能快速补充身体所需血糖的食物，运动后，等身体平静下来，可以吃些清淡有营养的早餐，以维持上午的体力。

◎ 误区三：吃素可以减肥

不同于高热量的肉类食物，素食属于低热低脂的食物，是虚胖体质友好食物。有人坚持只吃素食以减少体内脂肪的积累，并沾沾自喜地以为素食可以减肥。用过素食减肥法的朋友都知道，只吃素食，事实上反而有可能会因为营养不均衡，让自己更胖。

除非你是真正的素食主义者，否则不用强迫自己只吃素而不吃肉。适当地吃些高蛋白、低脂肪的食物其实更有利于身体健康，尤其要注意配合补充健身蛋白质，可以帮你把更多的脂肪转化成肌肉，从而加快基础代谢率，不仅能让你变瘦，还会让你身体线条更优美。

5

一年四季都可以进行的食补

巧吃食物治百病。只要吃对了食物，一年四季都不会生病。中医养生讲究顺应节气时令饮食，但是有些食物是一年四季都可以吃到的，且对身体养生大有益处。一年四季，除了多吃当季的食物，以下这些食物也可以多多食用，不仅有助于减肥，还能滋补气血，可谓益处多多。

◎ 当归——气血各有所归

如果把古人爱用药材列举开来，当归应属头筹，自古以来就有"十方九归"的说法。在大众的印象里，当归可以补血、养颜，在台湾地区被称为"生机饮食"。还能活血补血、调经通便，堪为妇科良药，因此也被称为"妇女之友"。

李时珍在《本草纲目》中称："古人娶妻要嗣续也，当归调血为女人要药，有思夫之意，故有当归之名。"《药学词典》说："当归因能调气养血，使气血各有所归，故名当归。"《中国药典》中也有记载，当归"入心、肝、脾经"，善能"补血活血、润肠通便、调经止痛"。过去的医家都讲究当归首和当归尾分开来用，清代著名的研究血证的大师唐容川谈到当归时说："归首之性升，故主生血；归尾之性降，故主行血。"意思是说，当归首主要是生血、补血，而当归尾主要是活血、下血。然而，现代中医没那么讲究，通常是当归首和当归尾一起用，而且当归的补血效果，对男女皆有效。

如果你是血虚体质，经常有面色发黄、苍白、唇色浅淡、头晕目眩、失眠等症状，适量喝些当归煮的滋补汤会有所好转。产妇和生理期女性也是一样，都是处于气血不足的状态，这时候多吃些当归，能起到补气益血、强健身体的效果。

现代科学研究表明，当归中含有大量的维生素、有机酸、挥发油等多种有机成分和微量元素，能扩张外周血管、降低血管的阻力，提高血流速度，促进血液循环。另外，当归中还含有阿魏酸钠等物质，对提高、调节和恢复免疫力有很大的作用。

在抗衰老方面当归也有不凡的表现。它能有效地抑制雀斑、黑斑、老人斑等黑色素的形成，对老年痴呆症（阿尔茨海默症）也具有一定的治疗作用。

基于"妇女之友"的名号，当归经常被认为是只适合女性补血调经的妇科药，这使得很多男性朋友敬而远之。其实，当归的补血效果并无男女之分，男性朋友同样可以使用。尤其现代男性工作压力大，思虑较多，外出应酬也多，容易因脾胃虚弱或营养不足造成血液生化不足或气血消耗过多，适当吃些当归能够缓解这种血虚状态。

如果是当作保健品来食用，建议用整个当归，可以泡酒、煲粥和炖汤，补血滋补效果最佳。下面给大家推荐几个滋补营养的当归食谱。

【推荐食谱1】

当归生姜羊肉汤

此方来自《金匮要略》卷上，在此基础上加了若干调味料，做了口味改良。

原料：当归150克，生姜750克，羊肉500克，鲜葱适量，鸡精适量，料酒适量，盐适量。

做法：1. 当归、生姜切片，羊肉清洗干净；

2. 将羊肉、清水放入锅中，再加入适量料酒、鲜葱和姜片，大火煮开，捞出水上的浮沫，并将羊肉捞出，清洗干净；

3. 将羊肉、当归和姜片放入砂锅或瓦煲，炖3~4小时，调入鸡精和盐即可。

【推荐食谱2】

当归蛋

原料：当归5克左右，鸡蛋1~2个，3碗水。

做法：将当归和鸡蛋放入水中煮，一起煮开大约30分钟后即可。

用法：只吃鸡蛋。

【推荐食谱3】

红枣当归羊肉骨头汤

原料：羊肉骨头、红枣、当归、白萝卜片、鲜葱、香菜、盐、鸡精、枸杞、芝麻。

做法：1. 剔掉骨头上的肉，用温度20~36℃、水与碳酸氢钠的比例为4:1的溶液对骨头进行清洗，之后再用纯净水冲洗；

2. 将洗净的骨头与水以1:1的比例加入锅中，同时放入白萝卜片；煮开25~40分钟后，捞走水上的浮沫，将白萝卜片捞出；

3. 将洗净的红枣和当归片放入锅中熬煮，在熬煮过程中不断翻动羊骨头；熬煮1.5~3小时之后，加入适量鲜葱、盐、鸡精、枸杞、芝麻；

4. 继续熬煮2~3小时，加入香菜末即成。

◎ 核桃仁——顺气补血佳果

自古以来中医就认为核桃仁有补脑的功效。因为核桃仁长相极似大脑，我国古代讲究"以形补形"，很多食物被传统中医认为像什么就能补什么，如吃腰果可以补肾、吃猪心可以补心等。

而核桃仁也确有补脑的功效，现代医学研究发现，吃核桃仁对脑健康有好处，因为核桃仁里含有丰富的大脑所需的抗氧化物、α-亚麻酸、维生素和微量元素，特别是其中的卵磷脂，可以增强记忆力，修复损伤的脑细胞。美国加州大学洛杉矶分校的一项大型研究显示，吃核桃仁可以显著提升人们的认知能力。

核桃仁性温，味甘，归肾、肺、大肠经，属水入肾，通命门，利三焦，温肺润肠，补气养血。因此，在中医看来，核桃仁最厉害的不是补脑，而是补肾（左侧的肾）和命门（右侧的肾）。同时核桃仁也是顺气补血的佳果。《本草纲目》中就记载核桃仁"补气养血，润燥化痰，益命门，利三焦，温肺润肠。治虚寒喘嗽，腰脚重痛，心腹疝痛，血痢肠风，散肿毒，发痘疮，制铜毒"。《医林纂要》中也有相关记载："补肾，润命门，固精，润大肠，通热秘，止寒泻虚泻。"

核桃仁不仅可以顺气补血、补肾固精，还可以提高身体的免疫力。科学家们认为，人吸收了核桃仁的抗氧化物质，可以使机体免受很多种疾病的侵害。另有研究发现，核桃仁生吃营养损失最少，在收获季节不经干燥而取得的鲜核桃仁更是营养丰富。

一般情况下，我们每天可以吃 5~6 个核桃，或者 20~30 克核桃仁，吃得过多，会生痰、恶心。此外，核桃仁放在冰箱里太久，或放在常温下稍久都会变油。变油了的核桃仁绝对不能吃。《本草纲目》里记载，泛出油了的核桃仁有毒，吃了以后可能会导致掉发等很多毛病出现。

【推荐食谱 1】

乌发糖

原料：核桃仁 250 克，黑芝麻 250 克，赤砂糖 500 克。

做法：1. 将红糖放入铝锅内，加水适量，用大火烧开，转小火熬至稠厚时，加炒香的黑芝麻、核桃仁，搅拌均匀后停火；

2. 将乌发糖倒入涂有熟菜油的搪瓷盘中摊平，晾凉，用刀划成小块，装糖盒内备用。早晚各食 3 块。

【推荐食谱 2】

黑芝麻核桃仁曲奇

原料：黄油 200 克，白砂糖 100 克，蛋黄 4 只，面粉 300 克，黑芝麻、核桃仁各 12 克，盐少许。

做法：1. 将黑芝麻和核桃仁分别放入 150℃的烤箱烤 15 分钟，冷却后，用粉碎机打成粉；

2. 用打蛋器将黄油和砂糖打发均匀；加入蛋黄，缓慢打发至呈奶黄色；

3. 筛入面粉，拌入黑芝麻粉、核桃仁粉、盐，拌匀后，揉成软面团，放入冰箱冷藏 15 分钟；

4. 取出面团，按压成 0.5 厘米厚，然后用饼干模具印成曲奇饼；

5. 送入预热 180℃的烤箱，烤 20~25 分钟即成。

【推荐食谱 3】

核桃仁炒韭菜

原料：核桃仁 50 克，韭菜，香油。

做法：1. 用香油把核桃仁炸黄；

2. 韭菜洗净后切段，放入核桃仁内翻炒，调入食盐即可。

◎ 黑豆——补肾益气，固齿黑发

关于黑豆，在民间早就有这样的认知：常吃黑豆可以抗衰、防老，还可以美容养颜。明代李时珍的《本草纲目》中有这样的记载："李守愚每晨水吞黑豆二七枚，谓之五脏谷，到老不衰。"宋朝著名文学家苏轼曾记述，当时京城内外，很多少男少女都为了养颜美容而服食黑豆。

黑豆性平，味甘，具有调中下气、滋阴补肾、补血明目、利水消肿、乌须黑发等作用。李时珍在《本草纲目》中说："黑豆入肾功多，故能治水、消胀、下气、制风热而活血解毒。"现代医学研究也发现，黑豆中含有大豆皂草甙、染料木甙等物质，有解表清热和滋养止汗作用。《本草纲目拾遗》评价黑豆说："服之能益精补髓，壮力润肌，发白后黑，久则转老为少，终其身无病……每日吞黑豆二七枚，到老不衰。"这是因为黑豆可以增强机体活力。黑豆的蛋白质含量相当于鸡蛋的3倍、牛奶的12倍，含有18种氨基酸，可以补充体力，并且能有效抗疲劳。

作为"豆中之王"，黑豆所含的膳食纤维量居豆科植物之首。而且，黑豆中的寡糖有利于双歧杆菌增殖，从而调节肠内菌群，可以有效预防便秘，保持肠道畅通，促进机体顺利排出有毒废弃物。此外，黑豆还有健脑益智、延缓大脑老化、抗衰老、降低胆固醇的保健功效。

黑豆可煮、可炒、可做豆腐、可做豆浆、可生豆芽，也可以制成黑豆粉食用。需要注意的是，首先，黑豆不宜生吃，因为生黑豆中含有影响蛋白质吸收的胰蛋白酶抑制剂、血球凝集素以及降低碘吸收的甲状腺素，这些物质经烹煮后会被破坏，不会对身体有不良影响。其次，黑豆也不宜空腹食用，因为黑豆含有较多膳食纤维不易消化，若空腹食用，会过度刺激胃壁，易导致胃痛、肠阻塞、腹泻等症状。

【推荐食谱 1】

黑豆桂圆大枣汤

原料： 黑豆 50 克，桂圆肉 15 克，大枣适量。

做法： 将黑豆、桂圆肉、大枣加入水中煮，待加入的 3 碗水变成 1 碗水，即可。早晚 2 次服用。

【推荐食谱 2】

黑豆鸡爪汤

原料： 黑豆 100 克，鸡爪 250 克，盐适量。

做法： 1. 将黑豆拣去杂质，用清水浸泡 30 分钟，备用；鸡爪洗净，放入沸水锅中烫透；

2. 锅上火，加入 12~14 碗水，将鸡爪、黑豆放入，先用大火煮沸，撇去浮沫，再改用小火煮至肉、豆烂熟，加盐调味，即可食用。

【推荐食谱3】

醋泡黑豆

原料： 黑豆100克，米醋300毫升（约2周的分量）。

做法： 1. 将黑豆放在平底锅内，以中火炒黑豆，炒至表皮爆裂；

2. 将黑豆装入瓶子或罐子内，加入米醋，凉后将瓶盖封好；

3. 待黑豆吸收了醋，膨胀之后便可食用（需要大约2~3天的时间）。每天吃30粒。

◎ 枸杞——老祖宗推荐的益气养颜圣品

枸杞全身是宝，其根、叶、子都可用药。我们所说的枸杞，常常是指枸杞子。枸杞既是古老的养生佳品，也是滋补调养、抗衰老的良药，自古以来，就是老祖宗推荐的益气养颜圣品。如今，枸杞已经走进千家万户，是人们养生保健常用的食疗食物。

枸杞为中医常用的滋补药物，汉代《神农本草经》认为枸杞"久服，坚筋骨，轻身不老"。《别录》和《药性论》中指出，枸杞擅长补益精气。我国历代的医家、养生家也都很看重枸杞。李时珍所著《本草纲目》记载的枸杞治病强身药方多达33条。葛洪、陶弘景、孙思邈等历代医学界的老寿星都很喜欢喝枸杞酒。我国民间也有泡制枸杞酒的习俗，并把枸杞叫作"却老子"，即远离衰老的意思。自古以来枸杞就被用于明目，于是，老百姓又把枸杞叫作"明眼草子"，还有"要想眼睛亮，常喝枸杞汤"的说法。

枸杞性平和，味甘甜，入肝、肾二经，中医认为枸杞能补肾益精、养肝明目、补血安神、生津止渴、润肺止咳。气血亏虚、体质虚弱的人，每天坚持吃30克的枸杞就能达到强身健体、补益气血的目的。研究表明，枸杞有明显的促进造血细胞增殖的作用，可以增加白细胞的数量，增强人体的造血功能。

很多人知道枸杞有明目的功效，却不知道枸杞还有美容养颜护肤之功效。枸杞可以提高皮肤吸收养分的能力，另外，还能起到美白作用。在临床使用上，枸杞对银屑病有明显疗效，对其他皮肤病也有不同程度的疗效。

枸杞亦药亦食，可直接嚼食，也可以泡水、熬膏、煲粥、泡酒等，食用方法多样，效果各有千秋，四季皆宜，也无滋腻、上火等弊端。其中最好、最简单的枸杞吃法就是直接嚼服。取枸杞洗干净，沥干水分，放入口中，细细咀嚼，直至满口津液被染成红黄色后，再慢慢咽下。一个健康的成年人，一天嚼食20克左右的枸杞就足够了。需要特别注意的是，枸杞虽然具有很好的滋补和治疗作用，但并非所有人都适合服用。而且由于枸杞有较强的温热功效，正在感冒发热、身体有炎症、腹泻的人最好不要吃。

【推荐食谱1】

桃子枸杞银耳汤

原料：桃子3个，枸杞20克，银耳2朵，蜂蜜30克。

做法：1. 桃子去核切块，银耳泡发；

2. 将泡发好的银耳、枸杞加入1200毫升清水中煮沸；

3. 加入桃子，搅匀；

4. 沸腾后，转小火煲25分钟，关火；

5. 等温度降到80℃后，调入蜂蜜即可食用。

【推荐食谱2】

猪肝枸杞鸡蛋汤

原料：鲜猪肝150克，枸杞20克，鸡蛋1个，生姜、味精、盐各适量。

做法：1. 将猪肝洗净，切成片；枸杞、生姜分别洗干净，姜切碎；

2. 将锅内水烧开，放入少量姜、盐，先煮枸杞，约10分钟后，下入猪肝片；

3. 待水再开时，放入搅散的鸡蛋，调入味精和盐即成。

【推荐食谱3】

枸杞蒸鸡

原料：枸杞30克，山茱萸15克，嫩鸡半只（约600克），香肠50克，葱、蒜、姜、酱油、蚝油、食用油、料酒、白砂糖、生粉、盐、麻油、胡椒粉各适量。

做法：1. 将香肠切片备用；鸡剁成3厘米见方的鸡块，加入酱油、蚝油、食用油、料酒、白砂糖、生粉、盐、麻油、胡椒粉拌匀，腌渍15分钟；

2. 把枸杞、山茱萸、香肠片、姜片与鸡块拌匀，放在盆内，加盖放入微波炉，用高功率火转8分钟；

3. 取出，翻动一下鸡块，撒少许葱段，再转1分钟即可食用。

◎ 山药——养护气血好帮手

山药在我国已经有3000多年的食用历史。它最早的名字叫"薯蓣"，后来到了唐代宗李豫执政，为了避开他的名讳，便改名为"薯药"。到了宋朝，宋英宗的名字叫赵曙，为了避他的讳，又改名为"山药"，并一直沿用至今。

山药被称为"山中之药，药中之食"，其性平，味甘，有健脾、补肺、固肾、益精之功效。许多古典医籍都对山药推崇备至。《神农本草经》将山药列为上品："薯蓣味甘温，主伤中，补虚羸，除寒热邪气，长肌肉，久服耳目聪明，轻身不饥，延年。"李时珍的《本草纲目》称其有"健脾胃，益肾气，止泻痢，化痰涎，润皮毛"之功效。《日华子本草》认为山药可以"助五脏，强筋骨，长志安神，主泄精健忘"。《本草正义》对山药也有记载，认为它可以"健脾补虚，滋精固肾，治诸虚百损，疗五劳七伤"。

山药是一味药食两用的药材，是很多中成药的主要成分，总结起来，山药的功效颇多，主要的功效有3个：健脾益胃、助消化，滋肾益精，益肺止咳。此外，山药还有减肥美容、护肤养颜的功效，因为山药中主要的营养成分薯蓣皂，是合成女性荷尔蒙的先驱物质，有滋阴补阳、增强新陈代谢的功效。山药本身就是一种高营养、低热量的食品，女性朋友们可以放心地食用，但还是需要注意，山药毕竟属于根茎类食物，淀粉量较高，吃多了也是会发胖的。

众所周知，山药能健脾。而山药之所以能健脾，是因为它能养脾阴，脾阴虚者多吃山药确实有作用。但是，体内湿气较重的人服用黏黏腻腻的山药反而会加重脾的湿困，使其运化更无力。所以，吃山药之前最好先搞清楚自己的体质，并非所有人吃山药都能起到健脾的效果。

山药最简单有营养的吃法就是蒸，而且最好不要削皮。因为植物的皮肉为一个完整的太极全息，皮为阳，肉为阴，去皮后的能量就不全面了。无论是切片还是切段，又或者是整个蒸，根据山药的薄厚不同，蒸的时间也不同，一般5~10分钟即可，最多也不超过20分钟。需要注意的是，蒸的时间过长，容易破坏山药里面的黏液，其健脾养胃的作用也会大打折扣。气血不足的朋友还可以拿蒸山药蘸点糖或蜂蜜一起吃。

【推荐食谱 1】

山药炖排骨

原料：排骨 500 克，山药 200 克，姜 4 片，料酒、盐适量。

做法：1. 将排骨切成 5 厘米左右的段，凉水下锅，放少许料酒，焯至断生，捞出洗净；

2. 将山药洗净，切大块，并浸入清水中静置片刻；

3. 在砂锅或瓦煲中重放入排骨和姜片，加入清水，大火煮沸；

4. 半小时后，放入山药，与排骨同煲大约 20 分钟，放入适量盐调味即可食用。

【推荐食谱 2】

枸杞山药炖猪肚

原料：枸杞 15 克，山药 30 克，益智仁 6 克，猪肚 1 个，陈皮若干，姜、葱、盐适量。

做法：1. 将猪肚洗净，开水煮至猪肚收缩后起锅；

2. 将猪肚取出，并切成条，与枸杞、山药、益智仁、葱、姜一起下锅，加适量的清水，炖煮，待猪肚软熟后起锅，加入适量盐调味即可食用。

【推荐食谱3】

山药薏米粥

原料：薏米20克，山药50克，大米50克。

做法：将薏米、山药和大米一起加水煮粥，粥成即可食用。

◎ 菠菜——补益气血抗衰老

被称为"营养模范生"的菠菜，古时候被阿拉伯人称为"菜中之王"，唐太宗时作为贡品从尼泊尔传入中国。在唐代，作为刚从国外引进并种植成功的稀有菜，菠菜一度价格昂贵，且仅止于观赏。如今，全国各地均有栽培菠菜，菠菜已经成为一种常年供应的绿叶蔬菜。

菠菜不仅柔嫩味美，而且营养丰富，食药兼优。李时珍的《本草纲目》这样记载菠菜："菜及根，其味甘辛无毒，利五脏，通肠胃。通血脉，开胸膈，下气调中，止渴润燥。根优良。"中医认为，菠菜性冷，能通过清理肠胃的热毒而减轻消化道有关症状。现代医学则常把菠菜作为滑肠药用，主治习惯性便秘及痔漏等病症。

菠菜性凉，味甘，入肠、胃经，具有利五脏、活血脉、调中气、止烦渴、养血止血、润肠通便等功效。适量地吃一些菠菜可以补气益血，常吃菠菜，可以使人面色红润、光彩照人，有效改善缺铁性贫血，并且可以治疗便秘等症状。此外，菠菜含有大量的抗氧化剂，具有抗衰老和促进细胞增殖的作用，可以减少皱纹及色素斑的产生，保持皮肤光洁，增强青春活力。

高血压、便秘、头痛、面红者，可以将鲜菠菜洗净，放入开水中烫 3~5 分钟，捞出，投凉，沥水，改刀成段，用适量盐、香油、醋等拌食，一日食用 2 次，会有很好的疗效。糖尿病患者则可以将洗净的菠菜根 60 克，加上鸡内金 15 克，用水煎，然后代茶饮；也可以将菠菜根切碎，鸡内金研成碎末，同大米一起煮粥食用。

菠菜食用方便，可炒，可凉拌，可做汤，是人们冬天吃火锅常用的绿色蔬菜。但须注意的是，菠菜所含的草酸略有涩味，故食用时最好先放在开水中烫一下捞出，然后再炒或拌，这样既能除去涩味，又能保全其营养成分。通常情况下，一般人群都可以食用菠菜，但是需要注意，菠菜本身所含有的嘌呤量比较多，吃太多容易引发高尿酸血症。另外，痛风患者、体虚便溏者也不建议食用。

【推荐食谱1】

猪肝菠菜粥

原料：猪肝、粳米各100克，菠菜150克，葱花、姜片、盐各适量。

做法：1. 将猪肝切片，菠菜洗净去根切段；

2. 粳米加水熬成薄粥，然后放入猪肝和菠菜，加少许葱花、姜片及盐调味，至猪肝熟，即可食用。

【推荐食谱2】

菠菜银耳汤

原料：菠菜根100克，银耳10克。

做法：菠菜根洗净，银耳发泡，共煎汤服食。每日1~2次，佐餐食用，可连服3~4周。

【推荐食谱3】

金苓菠菜汤

原料：石斛、茯苓各20克，沙参12克，菠菜400克，素汤（豆芽加水煮的汤）800毫升，葱白、姜块、味精各适量。

做法：1. 水煎石斛、茯苓和沙参，取汁 200 毫升；

2. 将菠菜洗净，焯一下水，切 4 厘米段，葱白切段，生姜切片拍松；

3. 炒锅倒入食用油，待烧热后，倒入生姜煸赤，加入盐适量；

4. 倒入素汤和药汁，大火煮沸后倒入菠菜，加少许味精调味即成。

◎ 蜂蜜——益气补血的黄金食物

蜂蜜是蜜蜂采集植物花蜜或植物分泌物后，经过充分酿造而贮存在巢脾内的甜物质，是全世界公认的最好的保健食品之一。我国早在《神农本草经》著成的汉代就把蜂蜜列为有益于人的上品，古希腊人则认为蜂蜜是"天赐的礼物"。

在中国，蜂蜜作药用已有数千年的历史，且功效良好。我国第一部医药巨著《神农本草经》中记述："蜂蜜甘平无毒，主益气补中，久服轻身延年。"李时珍的《本草纲目》中记载蜂蜜"心腹邪气，诸惊痫痉，安五脏诸不足，益气补中，止痛解毒，除众病，和百药。久服，强志轻身，不饥不老，延年神仙"。

蜂蜜性平，味甘，归脾、肺、大肠经，在单独使用时营养价值高，保健效果好，具有补中益气、安五脏、调和百药、清热解毒、润燥滋阴、安神养心等功效。若能将其与其他食物或中药搭配使用，则能发挥更多的食疗和药疗作用。此外，蜂蜜固然有补气的作用，但哪种蜂蜜最补气，要看蜜源。通常情况下，如果蜜源是有补气作用的植物，那么此种蜂蜜补气的作用也会更胜一筹，如黄芪蜜、党参蜜和枸杞蜜等。

蜂蜜是女性朋友益气补血的"金矿"。体内气血亏虚、月经不调的女性朋友，可以将番茄榨成汁，加入2勺蜂蜜调匀，制成蜂蜜番茄汁，能调节肠胃功能，增强食欲，帮助消化，也能增强造血功能，净化血管。此外，蜂蜜还可以美容养颜，有很强的抗氧化、抗衰老作用，每天早晚用温开水冲服20~30克的天然蜂蜜，可以滋容养颜，使肌肤洁白、细腻，减少细纹，预防色斑和粉刺。

蜂蜜是一种营养丰富的食疗佳品，含有丰富的维生素和矿物质。睡觉前饮1杯蜂蜜水，对神经衰弱导致的失眠很有效果，可以帮助我们入睡；每天早上喝一杯蜂蜜水，能润肠道通便，防治便秘问题。需要注意的是，用沸水冲饮会不同程度地破坏蜂蜜中的营养成分，因而切记要用不超过35℃的温开水冲服。

同样都可以给我们带来甜味，与普通白糖不同的是，蜂蜜中的葡萄糖和果糖不需要经人体消化，能够直接被人体肠壁细胞吸收利用，因此不会加重胃肠负担，尤其适合儿童、老年人以及病后恢复者食用。

【推荐食谱 1】

蜂蜜养血乌发汤

原料： 蜂蜜 50 克，何首乌 20 克，牛肉、黑豆各 100 克，生姜 15 克，去核红枣 10 粒。

做法： 1. 将黑豆在水中浸泡一夜，然后用少许水将黑豆煮一会儿，之后去水；

2. 再加水，将切成块的牛肉及几片生姜放进锅内同煮，煮沸后，撇去浮沫；

3. 略煮一会儿，加入何首乌、红枣等，煮熟，服用前调入蜂蜜即可。

【推荐食谱 2】

香蕉蜂蜜牛奶

原料： 蜂蜜 10 克，牛奶 200 克，香蕉半根，橙子半个。

做法： 1. 将牛奶加热，同时将香蕉、橙子去皮，与蜂蜜一起放入搅拌机里搅拌；

2. 待搅拌至黏稠状时，立即将热牛奶冲入，搅匀即可饮用。

【推荐食谱3】

补气蜂蜜茶

原料：蜂蜜40克，当归5克，枸杞5个，黄芪5克，陈皮5个。

做法：1. 用温水浸泡、冲洗当归、枸杞、黄芪、陈皮两遍；

2. 将浸泡、冲洗好的当归、枸杞、黄芪、陈皮放入泡杯中，用95℃以上的开水冲泡；

3. 盖盖子焖泡10分钟，茶水出色后，加入蜂蜜即可饮用。

◎ 海带——补气血必吃佳品

海带，也被称为"昆布"，素有"长寿菜""海上之蔬""含碘冠军"的美誉，从营养价值来看，是一种保健、长寿的食品。经常看韩剧的朋友们想必也知道，韩国人过生日不仅要吃生日蛋糕，还要喝海带汤，并且海带汤也是韩国孕妇产后的补品。

中医认为，海带性寒、味咸，具有软坚、散结、消炎、平喘、通行利水、祛脂降压等功效。李时珍的《本草纲目》中有记载："海带可治瘿病（即甲状腺肿）与其他水肿症，有化痰、散结功能。"《嘉祐补注本草》称海带可以"催生，治妇人及疗风，亦可作下水药"。《医林纂要探源》则强调海带的行水消痰作用，可"补心，行水，消痰，软坚。消瘿瘤结核，攻寒热瘕疝，治脚气水肿，通噎膈"。

海带本为寒凉食物，那它为什么能补气血呢？首先，海带中含有丰富的铁元素，每 100 克海带中，含铁 150 毫克。铁元素是造血的原料，缺铁会造成贫血。食用富含铁元素的海带，相当于为血液的生成提供充足的原料，因此其补气血的功能不言而喻。其次，从中医的五色理论出发，海带属于黑色食物，而黑色是补肾的，多吃海带可以强肾固精，充足的肾精可以化生出更多血液，进而使得全身气血充足。这也就是为什么韩国人把海带汤奉为补品的原因。

海带还被称为食物护发的"全能冠军"。海带中含有极丰富的碘，碘是人体内合成甲状腺素的重要原料，而头发的光泽就是体内的甲状腺素发挥作用所形成的。此外，按照中医"以形补形"的理论，海带的形状很像乌黑飘逸的长发。因此总体来说，海带对头发的生长、滋润和亮泽都有不可多得的功效。

海带不仅含有丰富的钙、铁、碘和其他微量元素，还是热量较低的食物。其胶质和矿物质含量较高，易于消化吸收，还能抗老化，食用后无须担心发胖的问题，可谓女性朋友减肥瘦身佳品。而且，海带中富含的碘元素可以促使女性卵巢滤泡黄体化，从而降低体内的雌激素水平，有效调整内分泌失调，最终达到预防乳腺增生的目的。除此以外，海带还有降血脂、降血压的作用。

说到海带的食用方法，凉拌海带是最有营养的，其次是涮海带；炒海带会流失较多的营养，尤以炖海带流失的营养最多。值得注意的是，在食用之前，不要长时间地浸泡海带，一般浸泡 6 小时左右就足够了，长时间浸泡也会造成海带营养流失。另外，并非所有的人都适合吃海带，中医认为，海带性寒，脾胃虚寒的朋友要少吃或者不吃。

【推荐食谱1】

陈皮海带粥

原料：海带、粳米各100克，陈皮2片，白砂糖适量。

做法：1. 海带用温水浸软，清水漂洗干净，切成碎末；陈皮洗净；

2. 将粳米淘洗干净，放入锅内，加清水适量，大火煮沸后，加入陈皮和海带，并不时地搅动，转小火煮至粥成，再加适量白砂糖调味即可。

【推荐食谱2】

海带炖鸡

原料：净鸡1只，水发海带400克，料酒、盐、味精、葱花、姜片、花椒、胡椒粉、花生油各适量。

做法：1. 将鸡宰杀，去毛，去内脏，洗干净后剁成块；海带切块；

2. 锅内倒入清水，将鸡块下入锅内，大火煮沸后撇去浮沫；

3. 加入花生油、葱花、姜片、花椒、胡椒粉、料酒、海带块，炖烧至鸡肉熟烂时，加入盐和味精适量，烧至鸡肉入味，出锅装汤盆即可。

【推荐食谱 3】

凉拌海带丝

原料：干海带 300 克，大葱、盐、糖、醋、香油、蒜汁、辣椒油适量。

做法：1. 干海带泡发洗净切丝，大葱切丝；

2. 加盐、糖、醋、香油、蒜汁拌匀，依据个人口味加入辣椒油，冷藏后食用口感更好。

◎ 胡萝卜——滋补气血的"小人参"

胡萝卜，俗称"小人参"，无论是生食还是熟食，都有很高的营养价值，并对一些疾病有辅助治疗作用。在西方，胡萝卜也有很高的声誉，人们视它为菜中上品。荷兰人尤为爱吃胡萝卜，把它列为"国菜"之一。

李时珍在《本草纲目》中这样记载胡萝卜："甘，辛，微温，无毒。下气补中，利胸膈肠胃，安五脏，令人健食，有益无损。"《医林纂要》中也有"润肾命，壮元阳，暖下部，除寒湿"的记载。《岭南采药录》记载了胡萝卜的清热解毒作用："凡出麻痘，始终以此煎水饮，能清热解毒，鲜用及晒干用均可。"《日用本草》中介绍胡萝卜"宽中下气，散胃中邪滞"。

胡萝卜性平，味甘，入肺、脾经，具有补血养肝、健脾消食、润肠通便、行气化滞、清热解毒、明目等功效。胡萝卜富含胡萝卜素，其所含胡萝卜素的量约为土豆的360倍、芹菜的36倍、苹果的45倍、柑橘的23倍。胡萝卜也因此深受人们的喜爱，胡萝卜素可以促进血红素增加，提高血液浓度及血液质量，对补血大有益处。此外，胡萝卜中含有丰富的铁，十分有助于补血。胡萝卜素通过消化酶的作用，可转化为维生素A，而维生素A能提高机体的免疫力，还有保护视力、促进儿童生长发育、降血脂等功能。

中医认为，一般人日常均可食用胡萝卜，每天进食一些胡萝卜，可以调节胃肠的气血运行，改善脾胃运化。我们可以养成每天喝胡萝卜汁的习惯，长此以往能使脸色红润、充满光泽。半个胡萝卜中所含的胡萝卜素就可以满足一个人一天的必需量。需要注意的是，如果摄入过多的胡萝卜，会导致全身发黄，不过停食2~3个月后这种现象会自然消退，一般不会影响健康。

胡萝卜素的特点是不易被人体吸收，将其溶解在动物脂肪里才能被很好地吸收，所以，民间常以胡萝卜炖肉，这正是一种能促进人体有效吸收胡萝卜营养的好办法。除此之外，也可以将胡萝卜蒸软了吃，加热可以增加胡萝卜细胞的通透性，从而提高胡萝卜素的利用率。

【推荐食谱 1】

胡萝卜炒猪肝

原料： 胡萝卜 200 克，猪肝 100 克，熟猪油、盐、白砂糖、料酒、葱适量。

做法： 1. 将胡萝卜、猪肝分别洗净，切片；葱切段；

2. 在锅内放入熟猪油，用大火烧热后，先下胡萝卜翻炒，可以适量加些清水；

3. 待胡萝卜半熟，加入猪肝、葱段、盐、白糖、料酒，用大火烧，不断翻炒，以胡萝卜和猪肝熟透为度。

【推荐食谱 2】

胡萝卜炖牛肉

原料： 牛肉 250 克，胡萝卜 120 克，葱、姜、蒜、盐、胡椒粉、鸡精、酱油适量。

做法： 1. 牛肉焯水，撇去浮沫；

2. 锅中加入清水，放入葱、姜、蒜、胡椒粉、酱油，开锅后，加入牛肉；

3. 1 小时后加入胡萝卜，炖 30 分钟左右，放适量盐和鸡精调味，出锅即可食用。

【推荐食谱3】

香煎"红参饼"

原料：胡萝卜250克，豆沙馅100克，干淀粉适量，色拉油250克（约耗50克）。

- -

做法：1. 将胡萝卜洗净后切成小块，入笼中蒸至软烂时取出，压成细泥，纳入小盆中，加入干淀粉和匀，和成软硬适中的面团；

2. 将面团分成若干份，包入豆沙馅，捏成1厘米厚的圆饼形；

3. 平底煎锅中，加入色拉油烧至五成热，取饼逐个放入煎，煎至颜色呈深黄、熟透时，出锅沥油，装盘即成。

◎ 金橘——调理气血，疏肝抗郁

金橘不但是我国传统的观果盆栽佳品，寓意金玉满堂、年年吉祥，还是一种药食俱佳的保健水果。我们每天只需要食用5~6个金橘，就能补足身体需要的多种维生素。

中医认为，金橘性温，味辛、甘、酸，入肝、肺、脾、胃经，具有理气、解郁、化痰、醒酒等作用。明代李时珍的《本草纲目》记载金橘："下气快膈，止渴解酒，辟臭。"清代食疗养生著作《随息居饮食谱》记载金橘"醒脾，辟秽，化痰，消食"。吃金橘可强化鼻咽黏膜，预防感冒。金橘浸酒服用，可预防支气管炎。老年人吃金橘还能辅助治疗食滞胃呆，并能增强毛细血管弹性，防治脑血管病。

金橘中富含大量的维生素 C，具有刺激头皮新陈代谢的作用，能使染发后的发色保持鲜亮，还可以预防色素沉淀、增进皮肤的光泽与弹性、防止肌肤松弛起皱，还能促进血液的新陈代谢活动。除了丰富的糖分和维生素 C，金橘还含有挥发油、金橘苷等活性物质，其清新的香味能够让人放松精神，起到安神醒脑的作用。

金橘色金黄，气清香，皮薄肉嫩，汁多香甜，可连皮生吃，可浸酒饮，可泡茶饮用，也可糖渍蜜饯，制成金橘饼、金橘果酱等美味食品。

需要注意的是，金橘不能与牛奶一起食用。牛奶中所含的蛋白质与金橘中的果酸混合后，会发生凝固，不容易被人体消化吸收，甚至引起腹胀。所以，吃金橘和喝牛奶之间至少要间隔 1 小时。

【推荐食谱 1】

金橘饮

原料：金橘 200 克，白蔻仁 20 克，白糖适量。

做法： 1. 金橘加水用中火烧 5 分钟；

2. 加入白蔻仁、白糖，用小火略煮片刻即可。

【推荐食谱 2】

玫瑰金橘饮

原料： 玫瑰花 6 克，金橘 1 个。

做法： 1. 将玫瑰花瓣洗净晾干，金橘切成两半；

2. 将玫瑰花、金橘块放入杯中，用刚煮沸的开水冲泡，加盖焖 15 分钟即可饮用。可冲泡 3~5 次，每日当茶饮，饮后可嚼食玫瑰花、金橘块。

【推荐食谱 3】

金橘川贝炖梨

原料： 鸭梨 1 个，川贝、金橘、冰糖适量。

做法： 1. 鸭梨去头尾，去皮，用叉子挖掉果核，把一个金橘对开，将半个金橘填入挖空心的鸭梨里；

2. 找个瓶子将川贝碾碎，将川贝末放入梨芯中，放入冰糖；

3. 再把另外半个金橘填入梨芯，隔水蒸 30 分钟左右，梨成半透明状，趁热即可食用。

◎ 黑木耳——补血美容的"金矿"

黑木耳是木耳的一种，因为生长在朽木上，形似人的耳朵，颜色为黑色或褐黑色，故名黑木耳。黑木耳营养丰富，素有"素中之荤，菜中之肉"的美名。此外，黑木耳还有多种药用价值，是一种珍贵的药材。

早在汉代的《神农本草经》就已经记载了黑木耳的药用价值，该书在桑根白皮条下记载，五木耳（包括今天的黑木耳）能"益气不饥，轻身强志"，还说"桑耳黑者，主女子漏下赤白汁，血病，症瘕积聚，阴痛，阴阳寒热，无子"。李时珍在《本草纲目》中记载，木耳性甘平，主治益气不饥等，有补气益智、润肺补脑、活血止血之功效。清代食疗养生著作《随息居饮食谱》中也说："补气耐饥，活血，治跌仆伤。凡崩淋血痢，痔患肠风，常食可瘳。"

黑木耳性平，味甘，具有补气养血、润肺、止血、降压、抗癌等功效，是一种天然补血食品，其含铁量在各种荤素食品中是最高的，每 100 克黑木耳中含铁 185 毫克，比绿叶蔬菜中含铁量最高的菠菜还高出 20 倍，比动物性食品中含铁量最高的猪肝高出约 7 倍。长期吃黑木耳有美容的功效，可以养血驻颜、祛病延年，让人肌肤红润、容光焕发。黑木耳所富含的铁质还可以对缺铁性贫血患者有帮助。

黑木耳中的胶质是一种很好的滋补品，它可以吸附消化道中残留的杂质和废物，促进其排出体外，起到肠道"清道夫"的作用，可以润滑肠道，疏通肠胃。从事矿石开采、冶金、水泥制造、理发、面粉加工、棉纺毛纺等空气污染严重工种的朋友，经常食用黑木耳能起到良好的保健作用。黑木耳中含有的类核酸物质，可以降低血液中的胆固醇和甘油三酯的含量，对高血脂、冠心病、动脉硬化等患者也很有好处，建议这些患者可以将黑木耳加入到自己的食谱中。

黑木耳得树木腐烂之气而生，而且生于阴暗潮湿之地，其性属阴，又得水湿之气，有滋阴养血之功。黑木耳可以补肾阴，而肾主骨，所以黑木耳可以通肾通骨，补肾阴，坚骨骼。此外，腐者，与疮相通，凡疮痈肿毒都可以用黑木耳治疗。民间治疗骨折、跌打损伤、疮痈肿毒的偏方就是用黑木耳与红糖捣烂外敷，其效果很好。

在中国，自古以来民间就有冬令吃木耳滋补的习惯，无论是炒菜还是凉拌，木耳都深受人们喜爱。还有很多老年人喜欢用黑木耳煮汤，每天喝一点，可以预防高血压、高血脂。需要注意的是，干木耳在烹调前需用温水泡发，泡发后木耳上仍然紧缩在一起的部分不宜食用，而且黑木耳不可久泡，泡的时间过长会产生毒素，严重的甚至危及生命。黑木耳并非越新鲜越好，事实上，新鲜的黑木耳中含有毒素，不可食用。

【推荐食谱1】

黑木耳大枣祛斑汤

原料：黑木耳30克，大枣30枚。

- -

做法：1. 用清水将黑木耳洗净，温水泡发1小时；

2. 将大枣洗干净，去核；

3. 将泡发好的黑木耳和洗净去核的大枣一起加水煎煮。每天1次，连服2~3个月。

【推荐食谱2】

黑木耳炒鸡蛋

原料：水发黑木耳100克（干黑木耳10克），鸡蛋2枚，番茄150克，黄瓜100克，大葱20克，食用油10毫升，盐适量。

- -

做法：1. 番茄经开水烫后去皮，切片；大葱切段；黄瓜洗净后，切成菱形的片；

2. 黑木耳用凉水浸泡3小时，去蒂洗净后，撕成小朵，焯水后沥干水分；鸡蛋打入碗里加盐适量，并搅匀；

3. 锅中油烧至六成热的时候，放入鸡蛋，炒散后起锅；锅中剩余的少量油烧热后，放入番茄片、黄瓜片和黑木耳，不断翻炒；

4. 将菜翻炒至半熟，放入炒好的鸡蛋、葱段和适量盐，翻炒均匀后，起锅即可食用。

【推荐食谱3】

荸荠炒黑木耳

原料：荸荠6~8个，干黑木耳10~12颗，辣椒、大蒜适量，食用油、盐、白砂糖适量。

做法：1. 荸荠去皮切成片；干黑木耳冷水泡发后，沥干水分；用菜刀将蒜拍碎；辣椒斜切成小段；

2. 锅中油烧至五成热的时候，下蒜末和辣椒段慢慢爆香，放荸荠在油里翻炒几下；接着下黑木耳同炒，炒至黑木耳软一点，放白砂糖、盐适量，炒熟、拌匀后，起锅即可食用。

第 五 章

不用大阵仗，
随时随地都能做的小妙招

减肥不一定非要

空出专门的时间、去专门的场地、穿上专业的训练服，

掌握一些健康养生的减肥小妙招，

随时随地都可以练习。

虚　胖

　　很多减肥动作，要么需要专业的运动场地，要么需要专业的训练服，要么需要有专人指导，最重要的是需要我们空出专门的时间，然而很多人都是苦于没时间锻炼。本章将介绍一些健康养生的减肥小妙招，无论你是站、走、坐、卧，都可以随时随地进行练习。想要减肥变美的你，快快练起来吧！

1

赶走虚胖，
按对这些穴位就够了

想要赶走虚胖没那么简单，我们要先从调理脾胃开始，才能实现减肥瘦身的最终目的。在这个过程中，辅之以穴位按摩，可以促使减肥瘦身更有效地进行。按对了穴位，找到了正确的减肥方法，再加上你的坚持，减肥瘦身也可以变得简单起来。

◎ 揉三阴交穴：排出毒素和湿气，还能抗衰老

中医中有种说法："常揉三阴交，终身不变老。"三阴交为足太阴脾经之穴，因足太阴、足少阴、足厥阴三条属阴的经脉在此交会而得名。经常揉按三阴交穴可以调理气血、抗衰老，还可以增强和协调肝脾肾功能，促进水湿输送转化，有良好的消除水肿和减肥功效。

取穴方法：

三阴交穴位在小腿内侧，身体正坐，屈膝成直角，将除大拇指外的四个手指并拢，横放在足内踝尖（脚内侧内踝骨最高点）上方，也就是足内踝上缘四指宽处，踝尖正上方胫骨边缘凹陷处就是三阴交穴位。也可以用小腿中线和手指的交叉点来定位三阴交穴位。

按摩方法：

点揉法。

拇指立起来，放在穴位的表面，先用力向下按压再揉，持续 1 分钟，停下来；间隔几秒，再揉 1 分钟。

功效：

（1）调治脾胃虚弱、消化不良、腹胀腹泻等问题。

《针灸大成》记载三阴交穴主治"脾胃虚弱，心腹胀满，不思饮食，脾病身重，四肢不举"，三阴交穴位是脾经的大补穴，能健脾和胃，且排毒化湿功效很好。

（2）保养子宫和卵巢。

人体的任脉、督脉、冲脉这三条经脉的经气都同起于胞宫（子宫和卵巢）。其中，任脉主管人体全身之血，督脉主管人体全身之气，冲脉是所有经脉的主管。每天的酉时，即下午 5~7 点，是肾经当令之时，用力按揉每条腿的三阴交穴，各 15 分钟左右，能起到保养子宫和卵巢的作用，同时促进任脉、督脉、冲脉畅通。对于女人来说，只要气血畅通，就能气色好，睡眠好，肌肤紧致，不垮不松。

（3）紧致脸部肌肉，使脸部不下垂。

如果女性朋友希望在 40 岁之后，自己的脸部和胸部还能对抗得住地球引力，不下垂，除了规律饮食和早睡早起之外，还要经常在晚上 9 点左右，也就是三焦经当令之时，按揉左右腿的三阴交穴各 20 分钟。

（4）能调月经，又能祛斑、祛痘、去皱纹。

三阴交穴位是脾、肝、肾三条经络相交汇的穴位。其中，脾化生气血，统摄血液；肝藏血，肾精生气血。只要气血足，所有月经不调的疾病都会消失。月经不调会使女性朋友们的脸上容易长斑、长痘、生皱纹，所以月经不调的女性朋友们可以试试，坚持每晚 9~11 点，三焦经当令之时，按揉两条腿的三阴交各 15 分钟，就能调理月经不调的问题，进而起到祛斑、祛痘、去皱纹的问题。

（5）调治过敏、湿疹、荨麻疹、皮炎等肌肤问题。

我们的皮肤之所以会过敏，长湿疹、荨麻疹、皮炎等，罪魁祸首就是体内的湿气、浊气和毒素。每天中午 11 点，脾经当令之时，按揉双腿的三阴交穴位各 20 分钟，就能把身体里面的湿气、浊气、毒素都给排出去。顶多半个月，皮肤就能恢复光洁细腻，干净无瑕。

（6）保持血压稳定。

三阴交是一个智能调节穴位。若你血压过高或过低，可在每天中午 11~13 点，心经当令之时，用力按揉两条腿的三阴交穴各 20 分钟，坚持两三个月，就能把血压调理至正常值。

三阴交穴还可以调治脾胃虚弱、消化不良、腹胀腹泻等消化系统疾病；调治白带过多、子宫下垂等妇科疾病；对全身水肿、眼袋浮肿、小便不利、脚气等也有一定的调治作用。

注意事项：

（1）通过按揉三阴交穴位调理疾病，不要指望一两天就能出效果。一定要坚持，每天坚持按揉两条腿的三阴交穴位各15分钟以上。

（2）如果你感觉用手指按揉三阴交比较累，可以用经络锤敲打，或者用筷子头按揉，也能起到一样的效果。

（3）按揉三阴交穴位有可能会促进孕妇子宫收缩，所以，孕产妇最好慎用此方法。

◎ 按揉天枢穴：脾脏的"信号灯"，增强胃动力

天枢穴位于胸腹部，是集中了五脏六腑之气的穴位。当内外的病邪侵犯人体时，天枢穴都会出现异常反应，相当于脏腑疾病的"信号灯"。而且，天枢穴的位置正好对应肠道，经常按揉此穴，能促进肠道的良性蠕动，有助于增强胃动力。

取穴方法：

天枢穴位于肚脐旁二寸（三个手指并拢，第二关节的宽度就是二寸）处，与肚脐处于同一条水平线上，左右各有一穴。

按摩方法：

两个拇指按揉天枢穴，做圈状按摩即可，力度稍大，以产生酸胀感为佳。这样做可以疏通脏腑气机，使脏腑之气通畅。

功效：

（1）解决便秘问题，还有减肥功效。

经常便秘的朋友每天坚持按揉两侧的天枢穴50~100下，一般按揉两天就能见效。如此通肠道、排宿便，脂肪便不会堆积，所以天枢穴还有减肥的功效。

（2）调治腹痛、腹泻。

经常腹泻的朋友可以在排便过后，取仰卧或坐位，解开腰带，露出肚脐部分，全身尽量放松，以拇指指腹压在天枢穴上，力度由轻渐重，缓缓下压（指力以自己的耐受程度为度），持续按压4~6分钟，将手指慢慢抬起（但不要离开皮肤），再在天枢穴处按揉一会儿。按揉过后，你很快就会感到舒适，且腹痛、腹泻现象明显缓解。

（3）调治失眠。

中医强调"胃不和则卧不安"，很多人失眠就是由"胃不和"引起的。按摩天枢穴可以暖胃，解决了"胃不和"的问题，人自然可以安眠。因此，我们也说，天枢穴是最好的安眠穴。每天按压左右两侧的天枢穴各10分钟即可。

◎ 揉隐白穴：解决腹胀、食欲不振的小能手

隐白穴为足太阴脾经的第一个穴位，具有健脾和胃、益气摄血、宁神定志、调经回阳的作用。隐白穴最主要的功能是止血，对于各种原因引起的出血症状，它都能有效缓解。

取穴方法：

在足大趾的内侧，从指甲角向后 0.1 寸（大约一个韭菜叶宽）的位置。取穴时，正坐垂足，在脚大趾指甲内侧缘和基底部分别画一条直线，两条直线的交点就是隐白穴。

按摩方法：

用拇指和食指揉捏足大趾末节两侧，按压时要注意力度稍重，每次按摩 5 分钟，每日按摩 2 次。

功效：

（1）改善睡眠质量。

大多数睡眠质量差的人多是因为夜间多梦，以至于 7~8 小时的睡眠也不能有效缓解疲劳。如果你有这个问题，可以每天睡觉前按摩隐白穴 5 分钟，就能有效改善睡眠质量。

（2）治疗手脚冰凉。

每天晚上洗脚的时候，在洗脚水里滴入几滴白醋，然后边泡脚边搓揉隐白穴，可以有效改善手脚冰凉的问题。

◎ 揉阴陵泉穴：既能通经活络又能健脾理气

如果脾经不通，运化不利，人就会湿气重，还会气血不足。而关节炎、湿疹、青春痘、过敏性鼻炎、颈椎病、后背痛等都与湿重有关。作为脾经上的排湿大穴，阴陵泉穴既可补气血又可健脾祛湿，我们一定要多加运用。

取穴方法：

阴陵泉穴位于人体小腿的内侧，膝下胫骨内侧凹陷中，与足三里相对（或当胫骨内侧髁后下方凹陷处）。采用正坐或仰卧的取穴姿势，在膝盖内侧横纹向上，会摸到一个突起的骨头，这根骨头是小腿的胫骨，顺着胫骨内侧自下向上摸，会摸到一个胫骨拐弯并且凹陷的地方，这里就是阴陵泉穴所在位置。

按摩方法：

拇指指端放在阴陵泉穴处，先顺时针方向按揉 2 分钟，再点按半分钟，以酸胀为度。

功效：

（1）治脾虚又减肥。

每次左右腿各按摩 60 下，早晚各 1 次。

（2）缓解小腿肿胀。

如果小腿长期保持着一个姿势，而气血无法顺行，就容易导致小腿肿胀。阴陵泉穴就是非常有用的"小腿消肿穴"。每天在这个穴位刺激 3~5 分钟,可以疏通下肢经络,气血就能顺利通行,小腿肿胀就能消除。

(3)缓解因湿气太盛引起的头痛。

如果你经常有这些症状——头隐隐作痛、仿佛裹了厚厚的东西、昏昏沉沉的,那多是因为你的体内湿气太盛。湿属阴邪,泄湿气且止头痛的方法是每天下午或晚上按摩阴陵泉穴位。用拇指指端按压对侧阴陵泉,顺、逆时针方向各持续按揉 5~10 分钟。

(4)调治中老年人慢性前列腺炎,对肛门松弛的治疗也有效。

每次可用笔杆点按 100~160 下,每天早晚各按摩 1 次,两条腿都需要按摩。

(5)调治便秘。

按揉阴陵泉穴可以增强降结肠与直肠的蠕动,让我们产生便意,从而缓解便秘。方法是用拇指指端缓慢用力按压该穴 5~10 分钟,保持穴位酸胀感即可。

◎ 揉足三里穴:缓解便秘、消化不良,改善机体免疫功能

足三里穴是足阳明胃经上一个非常好的医疗和保健穴位,针灸或按摩此穴位具有调理脾胃、通经活络、祛风化湿、扶正祛邪之效。而且针灸或按摩足三里穴,能提高多种消化酶的活力,并且可以有效调节胃肠蠕动,增进食欲,帮助消化等。

取穴方法：

足三里穴位于髌骨下缘 3 寸（可将食指、中指、无名指和小指并拢，以中指第二关节横纹处为准，四指宽度即为 3 寸），胫骨前嵴外一横指（拇指指关节宽度）处。

按摩方法：

先用力向下按，然后再揉。足三里穴一按就会发酸，要一直按，按到有酸胀的感觉为止，然后再揉。点按 1 分钟，然后松开，再点按 1 分钟。每按 1 分钟可以休息片刻，再按 1 分钟，大约重复 5 次。

功效：

（1）调节机体免疫力、增强抗病能力、调理脾胃、补中益气。

按摩时的具体手法是：手自然展开，以拇指腹作为着力点，在穴位上绕圈按揉。一般按揉 5~10 分钟，或先向左画圈 20 次，再向右画圈 20 次，早晚各做一次，就可以达到保健作用。

（2）能防治多种疾病、强身健体、抗衰老。

经常按摩足三里穴能起到延年益寿的功效。也可手握成拳，拳眼向下，垂直捶打足三里穴位，如此反复操作数次。

（3）能美容养颜。

女性朋友经常捋捋足三里穴可以美容养颜。具体操作：拇指从足三里沿着胫骨的外侧，从上到下捋下来，这个捋的过程中，手要稍微往下用力。如果发现哪个地方很疼，不要绕开，重点在那个地方点揉。这种方法没有时间和次数的限制，但是一般来讲最少得捋

10次以上。抒之前，先刺激点揉一下足三里穴效果会更好。

（4）促进身体代谢。

经常按揉足三里穴能促进肠胃功能的恢复、促进消化，提高新陈代谢，及时排出体内的脂肪或代谢垃圾，从而达到修饰曲线，恢复窈窕身材的目的。

（5）可以改善手脚冰凉的症状。

尤其在冬季寒冷天气里，坚持拍打或按摩足三里穴，不仅能促进微血管循环，改善手脚冰凉症状，还有健胃、消除疲劳、增强免疫功能的作用，所以民间就有"拍打足三里，胜吃老母鸡"的赞誉。具体方法：拍按之前，先搓揉双手直至发热，然后用双手掌按揉双侧足三里穴，时间15分钟左右，或拍打150下左右，早晚各1次。

◎ 敲打带脉：甩掉"游泳圈"

早在一千多年前，医圣张仲景就已经认识到了带脉对于女性健康的重要性，他认为带脉是治疗妇科病的"万能穴"。此外，带脉还有助于减肥，消灭腰腹部的"游泳圈"。一旦带脉瘀阻或受损，我们就容易出现腰酸腿痛、腹部胀满、腰腹部松弛、腰腹部赘肉偏多等问题，尤其女性朋友，可能会出现痛经、白带增多、习惯性流产等妇科疾病。

取穴方法：

带脉穴位于腰部两侧，以肚脐为中心画一横线，以腋下为起点画一条竖线，两条线的交点就是带脉穴。

按摩方法：

双手握拳，同时拍打带脉穴，拍打 200 下左右，会感觉腰腹部有灼热感。每天都可以坚持做数次，夜晚睡觉前拍打 1 次，效果更加明显。

功效：

（1）能治疗多种妇科疾病。

带脉穴具有治疗多种妇科疾病的功效，例如经闭、月经不调、白带异常、子宫内膜炎、附件炎、盆腔炎等。

（2）按摩带脉穴有助于腹部减肥。

小肚腩是很难消除的，相信很多减肥瘦身的女性朋友都有体会。想要消除小肚腩，不妨试试敲打带脉穴，用空心拳轻轻敲打，力度适中即可。如果想增加效果可以扩展为敲击整条带脉。

注意事项：

（1）尽量不要穿低腰裤、肚脐装。建议穿背带裤、高腰裤、高腰裙等，这些高腰设计会比低腰服装更有益健康。或者在天气寒冷时，你可以在腰的左右两侧贴上发热贴，这样做可以给带脉加温，进而疏通带脉。

（2）孕产妇要注意，千万不能敲打带脉穴。

◎ 揉肾俞穴：改善眼睑水肿、黑眼圈

目前，女性肾虚比例越来越高，很多白领女性长期坐在恒温办公室中，缺乏运动，饮食不规律，这样容易导致体内缺氧、肾脏虚弱、免疫力下降。肾精亏少还容易引起眼睑水肿或黑眼圈，影响容貌外观。想要改善肾虚问题，我们就要了解肾俞穴。

取穴方法：

正坐起立，吸气，先找到肋骨的下缘，从这个位置水平向后画一条水平线，与腰背的两竖肌肉（腰肌）交叉的位置就是肾俞穴。

按摩方法：

擦肾俞穴：先搓热掌心，把两手心放在肾俞穴上，做擦的动作，让肾俞的位置发热，可以达到阴阳双补疗效。

拍打肾俞穴：每天散步时，双手握空拳，边走边拍打双肾俞穴，每次拍打 30~50 次。

功效：

（1）减轻腰部酸痛。

每天花 2~3 分钟时间，用手掌拍打背后的肾俞穴，每次拍打 100 多次，腰部的酸痛感很快就能减轻。

（2）治疗由肾精亏虚引起的黑眼圈。

坚持按摩、拍打肾俞穴，可增加肾脏的血流量，改善肾功能。当肾精不再亏虚，双眼不再缺少精气的滋润后，黑眼圈自然会有所

改善。

（3）缓解高血压、失眠等症状。

按摩肾俞穴还可以提高人体免疫力，对高血压、失眠也有一定的效果。

注意事项：

（1）肾俞穴是不能敲击的。特别是有肾病、肾积水的患者，如果敲击肾俞穴会加重病情。

（2）平时要注意腰、膝部的保暖，天气寒冷的时候，可使用护腰、护膝或局部热敷等方法，防止寒邪侵袭，加重症状。

◎ 揉承山穴：除湿排毒

痰湿体质的人有一个非常明显的特点，那就是浑身昏昏沉沉的，容易疲劳，做什么事都打不起精神。如果你是痰湿体质，千万不要忽略了承山穴的缓解疲劳和祛除湿气功效。每天点按几下承山穴，不仅能缓解疲劳，而且因为出了一身汗，有效地排出了体内的湿气，病邪也会顿时一扫而光。

取穴方法：

取穴时应采用俯卧的姿势，承山穴位于人体的小腿后面正中，委中与昆仑穴之间，当伸直小腿或足跟上提时，腓肠肌肌腹下出现的尖角凹陷处即是。

按摩方法：

拇指跷立，用力点按承山穴，尽量用力，并坚持点住不要放松，直至肌肉痉挛得到缓解为止。

功效：

（1）排出湿邪。

大多数人只要轻轻一按承山穴，都会有明显的酸胀痛感，这都是因为体内有湿的缘故。按揉承山穴一段时间后，我们会感觉身上微微发热，这就是膀胱经上的阳气在起作用了，身上的湿邪正随着微微升高的体温向外散逸。

（2）预防和缓解小腿抽筋。

承山穴是治疗小腿痉挛、腿部转筋、疼痛的常用穴。游泳的时候，人的小腿肚子会抽筋，这是因为水里的寒湿之邪侵入了人体。这时，只要赶紧揉一揉承山穴，抽筋的症状就会缓解或者消失。在游泳前，按揉左右承山穴各3分钟，能很好地预防腿抽筋。

（3）按摩承山穴可以治疗痔疾、脚气、便秘、腰腿拘急疼痛等病症。

（4）指压承山穴治疗落枕。

通过指压承山穴治疗落枕可以免去服药和扎针之苦，基本上能达到手到病除的效果。

（5）缓解闪腰痛苦。

如果你不小心闪到了腰，采取双手抱膝姿势，左右手的拇指重叠置于承山穴之上做指压。如果感觉力量不足，可以站起来用手指做按压，时间大约为5分钟。此外，仰卧位也可以做：将一只脚的拇指置于另一条腿的承山穴下面，用力按压。

注意事项：

（1）对于大多数人，只要轻轻一按承山穴，就会感觉很酸胀。所以，按摩承山穴的手法一定要轻，在能保障效果的情况下，应该尽量把疼痛减少到最小。

（2）揉按承山穴的力道需要由轻及重，开始以感觉酸胀微痛为宜，随后逐渐加大力道，但不要过猛，以免造成损伤。

◎ 敲胆经：梨形身材的福音

现代人生活压力大，平时熬夜多，喝酒应酬也不少，再加上现实生活中的诸般事情难尽如人意，不良生活习惯产生的代谢垃圾或毒素以及诸多思虑，全部瘀堵在肝上。肝胆是表里相通的脏腑，为了缓解自身压力，肝经会将浊气毒素排泄到胆经，结果导致胆经因为承受了大量的肝毒产生瘀滞堵塞，进而影响到肝脏的毒素也无路可排。

之所以提倡敲胆经，也为了更好地分泌和排泄胆汁。胆汁代谢旺盛，食物就能更好地被转化为气血，气血充足，人体的脂肪等才能更好地代谢，虚胖的身体才能恢复正常体形，同时人体的免疫力也会提高。

胆经通畅不通畅，一测就知道：

双脚正常站立，手臂自然下垂，双手握拳敲击大腿两侧的风市穴（双手自然下垂，中指指尖处即是风市穴）。如果你有酸胀的感觉，那说明你的胆经可能不够通畅。

胆经循行：

胆经位于大腿外侧，有一个巧妙的标志，就是人们裤线的循行位置，其循行方向是由上到下。

敲胆经的方法：

每天在大腿外侧的几个穴位点用合适的力度敲打，每从上到下敲打完毕为一遍（外侧必须从上到下敲，不能反向），每天敲左右大腿各 10 分钟左右。攥紧拳头，在大腿外侧稍微用力敲打胆经，每天敲左右大腿各 200 下，敲的时候放松肌肉，也可平躺。由于大腿肌肉和脂肪都很厚，因此力量不能太小，而且要以每秒大约两下的节奏敲打，这样才能有效刺激穴位。

功效：

（1）瘦大腿和臀部。

敲胆经可以加速胆经的活动，将大腿外侧堆积在胆经上的垃圾排出，因此，敲胆经的直接效果就是使臀部和大腿外侧的脂肪减少。坚持敲胆经 1~2 个月，你就会感觉到裤管变大了。

（2）改善脂肪肝和胆结石。

对于患有脂肪肝和胆结石的人，敲胆经是最简单的改善方法。

（3）维护人体造血系统。

敲胆经可以补气血，促进胆汁的分泌，减少胆道疾病，提高人体的消化吸收能力，给人体造血系统及时提供所需的充足原料。

注意事项：

（1）吃完饭后，人体会分配大量血液去消化食物，所以刚吃过饭半小时内不要敲胆经。另外，生气的时候，也不要敲胆经。

（2）老人敲胆经好处多多，但并非敲得越多就越好。敲胆经过多容易造成血升得太快，人体的调节也会太快，这样会感觉很不舒服。

（3）胆经不能胡乱敲，一定要敲经络不通的部分才有效。人体的气血是有限的，胡敲乱打只会消耗人体的能量，而起不到保健养生的作用。

（4）我们在咀嚼食物时胆汁就会自动分泌，只要做到进食时细嚼慢咽，胆汁分泌就足够了，这时就无须敲打胆经了。

（5）子时前入睡是对胆经最好的照顾。中医认为，每日的子时，即晚上 11 点到凌晨 1 点，是胆经当令的时间。这时不要熬夜，要及时上床睡觉。通常在子时前入睡的朋友，第二天醒来后头脑会变得更加清醒，气色也显红润。

（6）利用白天的时间敲胆经是比较安全的做法。我们难免有睡得晚的时候，如果你的入睡时间过了晚上 11 点，就不要敲胆经了，否则会导致肝火大而失眠。

◎ 推肝经：轻轻松松瘦大腿

敲胆经可以减少或清除人体在胆经上堆积的脂肪和垃圾，同理，常推肝经，可以减少人体在大腿内侧瘀阻的垃圾，从而起到瘦大腿的作用。

肝经循行：

人体的肝经经过大腿内侧。我们所说的"肝经"的位置，简单地说，就是足根部到大腿内侧根部。

推肝经的方法：

中医认为，气血通过经络传输，而穴位又是气血集聚和疏散的小站，所以可以从足根部开始，循着肝经用掌根或指节推，这样有助于疏散肝火。

具体做法是：坐在床上，右腿向前伸直，左腿弯曲平放，双手交叠，压在大腿根部，沿着大腿内侧肝经的位置，稍用力向前推到膝关节，反复推动，40~50遍，然后换另一只腿也是同样的手法。也可握拳后，用四指的关节向下推，每次推300下。推的时候可以隔着衣服，如果直接在皮肤上推的话就涂些润肤油，效果会更好。

功效：

（1）瘦腿效果显著。

因为肝经经过人体大腿内侧，所以肝经瘀堵就会导致人体大腿内侧脂肪肥厚，推肝经能够疏通经络，改善腿部血液循环，减轻大腿水肿程度。因此，坚持推肝经，瘦腿效果是非常显著的。

（2）有助于睡眠。

睡觉前推肝经可以帮助肝脏解毒疏泄，有助于肝脏健康，也有助于睡眠。

（3）有美容养颜的效果。

肝脏是人体最大的解毒器官，负责将人体器官运转产生的代谢废物和各种毒素排出体外。所以肝的功能好了，才能及时排出体内的代谢废物和各种毒素，让皮肤保持光洁白润的健康状态，起到美容养颜的效果。

（4）有效改善手脚冰凉等末端血液循环不良现象。

中医认为，肝主藏血，即肝脏掌管着全身的气血运行，推肝经能够有效疏通经络，让因经络不通而瘀滞的气血重新顺畅循环。

（5）避免长痘痘。

如果肝气升发得不到控制的话会导致肝火过旺，这种情况下，人的肌肤容易长痘。推肝经能够疏通肝经、泄肝火，避免因肝火过旺导致的种种不适症状，对肝脏有滋养效果。

（6）是预防血管硬化的最好方法。

因为肝主筋，血管是筋脉的一种，所以推肝经可以有效软化血管，预防各种心脑血管疾病。尤其那些生活习惯不好的朋友，坚持推肝经，会收到意想不到的好效果。

注意事项：

（1）下肢静脉曲张者禁揉肝经！

（2）晚上 11 点之后不要推肝经，也不要按摩肝经的穴位，否则容易因肝火太盛而失眠。

（3）记住推肝经的方向是从大腿根部往膝盖方向推或者刮，别弄反了，否则会刮出疝气。

（4）如果推肝经 3~4 天仍无痛感，那说明你的肝经是通畅的。大腿粗并非单纯的肝经垃圾堆积，而是整条腿脂肪太多，那就只有通过运动和控制饮食来减脂了。

2

按摩

按摩疗法，是指运用掌、指的技巧，在人体皮肤、肌肉组织上连续动作来治病的方法。近年来，随着物质生活水平的提高，人们对健康的追求愈加强烈，而按摩作为一种物理性的治疗与保健方式，不仅可以减肥，还能让我们的身体恢复健康，所以受到越来越多的人的喜爱。

按摩的来历：

我国史记上记载，春秋战国时期名医扁鹊曾用按摩疗法，治疗了虢太子的尸厥症，当时距今已 2000 多年，可见按摩在我国拥有悠久的历史。虽然我国最早的按摩专书《黄帝按摩经》早已亡佚，但在现存的古典医书《黄帝内经》里，许多地方都谈到了按摩。如《血气形志篇》中说："形数惊恐，经络不通，病生于不仁。治之以按摩醪药。"《异法方宜论》中谈道："中央者，其地平以湿，天地所以生万物也众，其民食杂而不劳，故其病多痿厥寒热。其治宜导引按跷。"

按摩的手法：

按摩的常用手法可选如下八种：按、摩、推、拿、揉、捏、颤、打。在实际运用中，上述八种手法并非单纯孤立使用，常常是几种手法相互配合进行的。

（1）按法。

利用指尖或指掌，在身体适当部位，有节奏地一起一落按下，这种按摩手法叫作按法。常用的有单手按法和双手按法。

（2）摩法。

顾名思义，就是用手指或手掌在身体的适当部位，柔软地抚摩。摩法多配合按法和推法，有常用于上肢和肩端的单手摩法和常用于胸部的双手摩法。

（3）推法。

在前用力推动叫推法。临床常用的有单手或双手两种推法。因为推与摩不能分开，推中已包括摩，所以推、摩常配合在一起用。在两臂、两腿肌肉丰厚处的按摩，多用推摩法。

（4）拿法。

用手把适当部位的皮肤，稍微用力拿起来，这种按摩手法叫作拿法。例如，临床常用的有在腿部或肌肉丰厚处的单手拿法。

（5）揉法。

揉法是指医生用手贴着患者皮肤，做轻微的旋转活动的揉拿。揉法也分单手揉和双手揉。面积小的地方，如太阳穴等，可以用手指揉法；对于背部面积较大的部位，可以用手掌揉法；肌肉丰厚的小腿肚上，则可使用双手揉法。揉法具有消瘀去积、调和血行的作用。

（6）捏法。

在适当部位，利用手指把皮肤和肌肉从骨面上捏起来，这种按摩手法叫作捏法。捏法和拿法，有某些类似之处，但是拿法要用手的全力，捏法则着重在手指上。拿法用力要重些，捏法用力要轻些。捏法是按摩中常用的基本手法，它常常与揉法配合进行。捏法能使皮肤、肌腱活动能力加强，能改善血液和淋巴循环。

（7）颤法。

是一种振颤而抖动的按摩手法。动作要迅速、短促且均匀。将大拇指垂直地点在患者痛点，全腕用力颤动，带动拇指产生震颤性的抖动，这种手法叫单指颤动法；用拇指与食指，或食指与中指，放在患者疼处或眉头等处，利用腕力进行颤动，叫双指颤动法。

（8）打法。

打法，即叩击法，打法手劲要轻重有准，柔软而灵活。手法合适，能给患者以轻松感，否则就是不得法。

赶走虚胖的按摩技巧：

按摩可以有效减少皮下脂肪的积聚，加快脂肪的代谢和吸收，对消化系统、内分泌系统、神经体液代谢、糖代谢等都具有双向高速作用。只要对症施术，索源求本，按摩可以有效改善虚胖体质。脂肪组织间隙的血管很少，而借助频繁的推、拿手法按摩，能促进毛细血管的再生、消除脂肪中的水分、加速脂肪组织的"液化"及利用。

（1）腹部按摩。

腹部按摩主要通过摩、按、捏、拿、打等手法配合操作。每次可做 10 分钟左右，以促进肠的蠕动和腹肌的收缩，可以使腹部的脂肪转化为热量。经常按摩能减少腹部脂肪的堆积，但对因脂肪肝、库欣综合征引起的大肚子效果不佳。

（2）四肢按摩。

四肢按摩以推、拿等方法为主。上肢多用拿、搓、打等手法，下肢多用推、揉、拍、搓等手法。在脂肪堆积较多处可适当加重手法，自上而下，自前向后，可以使肌肉的毛细血管增加开放量，从而改善肌肉的代谢功能、增加对脂肪的消耗，达到减肥的目的。

（3）胸背部按摩。

以推、按、拿等手法为主，手法不可过重，否则会损伤胸骨和肋骨。一般在每个部位推拿 15 分钟左右即可。次序是先胸部，后腰背部。

（4）臀部按摩。

臀部脂肪较多，按摩重点在两侧髂骨上下，以按、揉手法为主，手法适当重一些比较好。

（5）面颈部按摩。

面、颈部按摩主要以揉、捏、打等手法为主，力道可以适当地由轻到重，可以按额部、颊部、鼻部、颌部、耳部、颈部、头项部顺序按摩，每次约 10 分钟。对于"短粗脖"的人，可以以颈部推拿为重点，每日向前、向后、向左、向右摆头数次，有利于减少颈部多余的脂肪。

注意事项：

（1）按摩并非越疼越好。判断按摩是否有效，不应该以疼或不疼来衡量，一般按摩中显示已经达到有效的按摩刺激强度的表现有：出现局部有发热或柔软的感觉、全身微微出汗、颜面发红、打嗝与放屁等。

（2）如果想获得专业的按摩服务，首选医院推拿科或正规、专业的按摩场所，千万不能到没有资质的小店乱按摩。

（3）按摩前要修剪指甲、热水洗手，同时，将指环等有碍操作的物品预先摘掉。

（4）刚吃饱饭之后，不要急于按摩，一般应在饭后 2 小时左右按摩最好。

3

刮痧

刮痧是一种无论胖瘦、虚实、补泻都能用的疗法。刮痧不仅能治病保健，而且对于虚胖，尤其体内湿气过重、气滞血瘀导致的虚胖，有不凡的效果。

刮痧的来历：

刮痧疗法历史悠久、源远流长，其确切的发明年代及发明人，已难以考证。较早记载这一疗法的，是元代医家危亦林在公元1337年撰成的《世医得效方》。"痧"字从"沙"衍变而来。最早"沙"是指一种病症。刮痧使体内的痧毒，即体内的病理产物得以外排，从而达到治愈痧证的目的。因很多病症刮拭过的皮肤表面会出现红色、紫红色或暗青色的类似"沙"样的斑点，人们逐渐将这种疗法称为"刮痧疗法"。

刮痧的手法：

刮痧的手法有十几种，其中最常用的手法为手拿刮板：治疗时刮板厚的一面对手掌，保健时刮板薄的一面对手掌。刮拭方向从颈到背、腹、上肢再到下肢，从上向下刮拭，胸部从内向外刮拭。刮板与刮拭方向一般保持在 45°～90°。

另外，刮痧之前，刮痧板一定要消毒。刮痧时间一般每个部位刮 2~3 分钟，最长不超过 10 分钟。如果发现自己不出痧或出痧少，也不要强求出痧，以身体感到舒服为原则。刮痧次数一般是第一次刮完等 3~5 天，痧退后再进行第二次。出痧后 1~2 天，皮肤可能轻度疼痛、发痒，这些反应都属正常现象。

以下是刮痧的常用手法：

（1）轻刮法。

轻刮法是初学者常用手法之一。刮痧时刮痧板接触皮肤面积大，移动速度慢或下压刮拭力量小，一般无疼痛或其他不适感觉，多适用于对儿童、妇女、年老体弱者以及面部的保健刮拭。

（2）重刮法。

重刮法是一种针对骨关节软组织疼痛性病症所采取的一种手法。在刮痧时，刮痧板接触皮肤面积小，移动速度快或下压刮拭力量较大，以自我感觉能承受为度。多适用于年轻力壮、体质较强或背部脊柱两侧、下肢及骨关节软组织较丰满处的刮痧。

（3）快刮法。

所谓快刮法，是指刮拭的次数为每分钟 30 次以上的刮法，力量
有轻重之别。力量重的快速刮，多用于体质强壮的人，主要刮拭背
部、下肢或其他明显疼痛的部位；反之，力量轻的快速刮，多用于
体质虚弱或整体保健的人，主要刮拭背腰部、胸腹部、下肢等部位，
以身体舒适为度。

（4）慢刮法。

慢刮法是指刮拭的次数在每分钟 30 次以内的刮法，其力量也有
轻重之别。力量重的慢刮法多用于体质强壮的人，主要刮拭腹部、
关节部位和一些明显疼痛的部位；力量轻的慢刮法多用于体质虚弱
或面部保健的人，主要刮拭背腰部正中、胸部、下肢内侧等部位，
以不感觉到疼痛为度。

（5）直线刮法。

直线刮法也称直板刮法，就是利用刮痧板的上下边缘在体表进
行直线刮拭。一般是用右手拿住刮痧板，拇指放在刮痧板的一侧，
食指、中指或其余四指全部放在刮痧板的另一侧，刮痧板与体表呈
45° 角，刮痧板较薄一面的 1/3 或 1/2 与皮肤接触，利用腕力下压并
向同一方向直线刮拭。这种手法适用于对身体比较平坦部位的经脉
和穴位进行刮痧，如背部、胸腹部和四肢部位的经脉和穴位。

（6）弧线刮法。

弧线刮法是指刮拭方向呈弧线形，刮拭后体表出现弧线形的痧
痕，操作时刮痧板多循着肌肉走向或凭骨骼结构特点而定。比较适

用于胸部肋间隙、颈项两侧、肩关节前后和膝关节周围的刮痧。

（7）逆刮法。

逆刮法是指刮痧方向与常规的由里向外、由上向下方向相反，即由下向上或由外向里进行刮拭的方法。这种方法多用于下肢静脉曲张、下肢浮肿或按常规方向刮痧效果不理想的部位。逆刮法操作应该轻柔、和缓，从近心端部位开始逆刮，逐渐延长至远心端，从而促进静脉血液回流，减轻水肿或疼痛。

（8）摩擦法。

摩擦法是指将刮板的边、角或面与皮肤直接紧贴或隔衣、布进行有规律地旋转移动或直线往返移动的刮拭。以皮肤产生热感为度，其左右移动力量大于垂直向下的压按用力。操作时动作要轻柔，刮痧板移动均匀，速度快慢皆可。一个部位操作完成后再进行下一个部位。多用于对麻木、发凉或绵绵隐痛部位的刮痧，如肩胛内侧、腰部和腹部。

（9）梳刮法。

所谓梳刮法，是指使用刮痧板或刮痧梳子，从前额发际线处及双侧太阳穴处向后发际处做有规律的单方向刮拭。刮痧板或梳子与头皮呈45°角，动作要轻柔、和缓，就像我们梳头发时的样子。梳头时力量要适中，可以逐渐加力，在穴位或痛点处可适当使用重刮或点压、按揉的方法。此法具有醒神开窍、消除疲劳、防治失眠的作用，患有头痛、疲劳、失眠等病症的朋友，可以试试梳刮法，可以达到良好的效果。

（10）点压法。

点压法也叫点穴手法，多用于对穴位或痛点的点压，与按摩法配合使用。将刮痧板的厚边角与皮肤呈90°角，力量逐渐加重，以耐受为度，保持数秒后快速抬起，重点操作5~10次。操作时将肩、肘、腕的力量凝聚于刮痧板角。这种刮痧法适用于肌肉丰满、刮痧力量不能深达或不宜直接刮拭的部位和骨骼关节凹陷部位，如环跳、委中、犊鼻、水沟以及背部脊柱棘突之间等。这是一种较强的刺激手法，具有镇静止痛和解痉的作用，多用于实证。

（11）按揉法。

按揉法是用刮痧板在皮肤经络穴位做点压按揉，向下有一定压力，点下后做往复来回或顺逆旋转的手法。操作时刮痧板紧贴皮肤不移，频率较慢，每分钟50~100次。常用于足三里、内关、太冲、涌泉、太阳等穴位。

（12）角刮法。

角刮法是使用特制的角形刮痧板或用刮痧板的棱角接触皮肤，并呈45°角，自上而下或由里向外的刮拭方法。角刮法要求手法灵活，不宜生硬，比较适用于四肢关节、脊柱双侧经筋部位、骨突周围和肩部穴位。但是角刮法的弊端是接触皮肤面积相对小，需要我们避免用力过猛而损伤皮肤。

（13）边刮法。

边刮法就是我们前面提到的最常用的一种刮痧方法：刮痧板的两侧长条棱边（或厚边或薄边）与皮肤接触呈45°角进行刮拭。该法适宜于对大面积身体部位，如腹部、背部和下肢等部位的刮痧。

赶走虚胖的刮痧技巧：

中医认为，肥胖的主要原因是脾胃运化功能出现了问题。一旦脾胃运化出现问题，营养物质就容易在局部聚集出现局部肥胖，或者出现水湿代谢问题、全身水肿性肥胖。刮痧减肥的原理主要是打通脾经和胃经，使脾胃运化功能恢复正常，把多余的营养和水湿代谢掉，人体就自然可以减肥。

（1）刮痧部位。

第一步是背部的背俞穴，主要是脾俞和胃俞（脾俞在背部第十一胸椎棘突下督脉旁开 1.5 寸，胃俞在背部第十二胸椎棘突下督脉旁开 1.5 寸）；第二步是胸腹部的章门（第十一肋骨游离端）、中脘（前正中线，脐上 4 寸）；第三步是下肢部的阴陵泉（胫骨内侧髁下缘凹陷处）、三阴交（内踝高点上 3 寸，胫骨内后缘）、足三里（犊鼻下 3 寸，距胫骨粗隆下外侧一横指处）。

（2）操作方法。

主要用刮法在以上穴位进行刮痧，一般一个部位刮 3~5 分钟，或一个部位刮 10~15 次，从上向下刮拭。

注意事项：

（1）静脉曲张部位禁止刮痧！

（2）凡出现溃烂、损伤或炎症的皮肤部位都不宜用刮痧法减肥。另外，处于大病初愈、重病、气虚血亏及饱食、饥饿状态下的人也不宜刮痧。

（3）想减肥的朋友，需要正视刮痧的效果，刮痧是可以起到减肥的功效，但是控制饮食也是很有必要的，多吃水果、蔬菜，少吃高能量食物。绝食或近乎绝食是绝对不可取的。此外，加强有氧运动也是很有效的选择。

4

艾灸

艾灸的原料为艾叶。野生植物艾叶是一种中药，能调和人体阴阳，具有强烈的芳香药味，辛温走窜，入十二经络，能通达诸经，舒经通络。艾灸则是以这种可燃的中药作为原料进行燃烧，刺激身体特定部位或穴位，达到养生、治病或减肥的目的。

艾灸的来历：

经过数千年的临床检验，艾灸已被证明是防病保健、益寿延年的绝好保健法。《扁鹊心书》中早就说过："人于无病时，常灸关元、气海、命门、中脘，虽未得长生，亦可保百余年寿矣。"

艾灸的手法：

（1）直接灸。

直接灸是将大小适宜的艾炷直接放在皮肤上施灸的方法。若施灸时需将皮肤烧伤化脓，愈后留有瘢痕者，称为瘢痕灸；若不使皮肤烧伤化脓，不留瘢痕者，称为无瘢痕灸。

（2）间接灸。

间接灸是用药物将艾炷与施灸部位的皮肤隔开从而进行施灸的方法。较常用的有生姜间隔灸、隔盐灸、隔蒜灸、隔附子饼等。

（3）艾条灸。

艾条灸，顾名思义，就是用艾条来灸。艾条的做法如下：取纯净细软的艾绒24克，平铺在26厘米长、20厘米宽的细草纸上；将其卷成直径约1.5厘米的圆柱形艾卷，要求卷紧；用质地柔软疏松而又坚韧的桑皮纸裹在外面；用胶水或糨糊封口即成。我们也可以在每条艾条的艾绒中掺入肉桂、干姜、丁香、独活、细辛、白芷、雄黄各等份的细末6克做成药条。

（4）温针灸。

温针灸是将针刺与艾灸结合在一起应用的方法，适用于既需要留针而又适宜用艾灸的病症。操作时，将针刺入腧穴得气后，给予适当补泻手法而留针，然后将纯净细软的艾绒捏在针尾上，或把一段长约2厘米的艾条插在针柄上，点燃施灸。待艾绒或艾条烧完后，除去灰烬，取出针。

（5）温灸器灸。

温灸器灸是用金属特制的一种圆筒灸具施灸，又称温筒灸。其筒底有尖有平，筒内套有小筒，小筒四周有孔。施灸时，将艾绒或加掺药物，装入温灸器的小筒，点燃后，将温灸器的盖子扣好，置于腧穴或应灸部位，进行熨灸，以所灸部位的皮肤红润为度。

赶走虚胖的艾灸技巧：

有经验的朋友都知道，艾灸减肥法与中脘穴、关元穴关系密切。通常情况下，腹部是最需要减肥的，而中脘和关元都在腹部，常灸它们可以调节食欲。艾灸能够补足正气，调和脾胃，人体营养吸收得好，身体没有以前那么"饿"了，自然不会总想多吃东西了。此外，用多眼艾灸盒在腹部做大面积移动艾灸，时间久了赘肉就会变少。

把艾灸罐绑在肥胖的部位直接艾灸，其热度可以迅速燃烧脂肪，结合白天多喝水增加排泄、多运动补足气血，对减肥有非常好的效果，而且不易反弹。具体的艾灸方法如下。

取穴：关元、中脘。

工具：艾条、单罐艾灸罐、四罐艾灸罐。

方法：用单罐艾灸罐分别灸关元和中脘。如果想要减腹部的小肚腩，可以把四罐艾灸罐覆盖在腹部上直接灸，或用双罐艾灸罐绑在腹部施灸。如果你需要减的是腿部，可以手持艾条熏灸腿部，或简单把艾灸罐绑在局部肥胖的部位直接灸。

时间：艾灸腹部不能少于 30 分钟，其他部位灸 15~20 分钟。

注意事项：

（1）正在艾灸时，或在进行艾灸的整个疗程中，最忌讳喝冷水、吃凉饭。

（2）想用艾灸来减肥的朋友们，一定要长期坚持。那些通过艾灸减肥成功的朋友，通常都是坚持了 2~3 个月以上的。

5

拔罐

拔罐减肥是中医医学上的一个理念，主要是通过拔罐较强大的吸力，让毛孔处于一种扩张的状态，这样就能刺激人体的汗腺功能，加快体内的血液循环，从而有效地调节身体内脂质代谢、打通人体穴位、促进身体毒素的排出，最终达到减肥的目的。虚胖体质的朋友可以试试这种方法，既能保健又能减肥。而且拔罐简单易行，一般人在家中就可以操作。

拔罐的来历：

拔罐疗法在我国已有 2000 多年的历史，它来源于古代劳动人们的生活实践。早在春秋战国时期的《五十二病方》中，就已经有了关于角法治病的记载："牡痔居窍旁，大者如枣，小者如核者，方以小角角之，如孰二斗米顷，而张角。"其中的"以小角角之"，就是指用小兽角吸拔。到了晋代，葛洪在《肘后备急方》中也提到过用角法治疗脱肿。

拔罐与走罐：

一般情况下，拔罐使用的是玻璃罐，没有玻璃罐，家中的罐头瓶也可以用于拔罐。什么都没有的话，也可以使用橡胶罐，但它不能进行走罐。拔罐时，一般用一只手持罐，另一只手拿已点着火的探子，将着火的探子在罐中晃上几晃后，撤出，将罐迅速放在要治疗的部位，然后用手轻轻拔一拔罐子，看是否拔上了。

走罐是指在罐子拔上以后，用一只手或两只手抓住罐子，微微上提，推拉罐体在患者的皮肤上移动。可以沿一个方向移动，也可以来回往复移动。所以说，走罐不是作用于一个穴位，而是作用了多个穴位、一部分或一段经络，后背脊柱两侧就是经常走罐的部位。

赶走虚胖的拔罐技巧：

（1）中阳亢盛者症状为体质肥胖，胃纳亢进，善食多肌，面赤，苔多腻，舌质红，脉滑数。

治疗：清胃泻火。

取穴：饥点、胃俞、肺俞、阳池、三焦俞等穴。

操作：宜用拔罐与耳压结合的方法综合进行。耳压饥点穴（耳屏前面中点，外鼻穴下方），饥点可使胃脘胀满、降低食欲，是减肥的经验效穴；先从肺俞入手，是因为水谷精微的宣发肃降而输布全身全赖肺主气；取阳池、三焦俞、胃俞等穴是从饮食的消化吸收输布与脾胃功能密切相关的角度出发。上述要穴均对于减肥出现的饥饿感等反应有调节作用。

（2）痰湿阻滞者症状为体质肥胖，或伴有嗜睡、易疲倦、纳差、口淡无味；女子月经少或闭经，男子阳痿；舌胖齿痕、脉沉或滑等症。

治疗：祛湿化痰。

取穴：耳穴内分泌、肾上腺，体穴三焦俞、脾俞等。

操作：同是采用拔罐与耳压结合的方法进行，耳压内分泌穴和肾上腺穴，从中枢神经对内分泌有调节作用的角度出发。体穴可结合用单罐法走罐，拔罐 15~20 分钟，可以起到健脾祛湿化痰的作用。

注意事项：

（1）静脉曲张部位禁止拔罐！

（2）不要将探子上的酒精抹在罐子口，也不要将探子上的酒精滴落在皮肤上，否则容易烫伤身体，出现不必要的意外情况。

（3）在家拔罐时要注意保暖。因为拔罐时均要在脱衣服后才能治疗，所以治疗时应避免有风直吹，防止受凉，保持室内的温度不要过低。

（4）皮肤破损处、皮肤斑痕处、皮肤有赘生物或骨突出处等部位不宜拔罐。

（5）同一部位不能每天拔。在拔罐的斑痕未消退前，不可再做拔罐。

（6）走罐时应注意，走罐前要在欲走罐的部位或罐子口涂抹一些润滑剂，如甘油、液状石蜡、刮痧油等，以防止走罐时拉伤皮肤。